中华传统医药简明读本

# 神奇的中医艾灸

王树东　于本性　张亚明　著

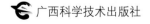
广西科学技术出版社

## 图书在版编目（CIP）数据

神奇的中医艾灸/王树东，于本性，张亚明著. —南宁：广西科学技术出版社，2016.11（2020.4重印）

ISBN 978-7-5551-0632-6

Ⅰ.①神… Ⅱ.①王… ②于… ③张… Ⅲ.①艾灸—基本知识 Ⅳ.①R245.81

中国版本图书馆CIP数据核字（2016）第114850号

## SHENQI DE ZHONGYI AI JIU
### 神奇的中医艾灸

王树东 于本性 张亚明 著

| | |
|---|---|
| 策　　划：骆万春 | 责任编辑：赖铭洪 |
| 封面设计：古涧文化 | 责任校对：张　颖　石　芮 |
| 责任印制：韦文印 | |

| | |
|---|---|
| 出 版 人：卢培钊 | 出版发行：广西科学技术出版社 |
| 社　　址：广西南宁市东葛路66号 | 邮政编码：530023 |
| 网　　址：http://www.gxkjs.com | 在线阅读：http://www.gxkjs.com |

经　　销：全国各地新华书店
印　　刷：唐山富达印务有限公司
地　　址：唐山市芦台经济开发区农业总公司三社区
邮政编码：301505
开　　本：890mm×1240mm　1/32
字　　数：115千字　　　　　　　　印　　张：4.25
版　　次：2016年11月第1版
印　　次：2020年4月第3次印刷
书　　号：ISBN 978-7-5551-0632-6
定　　价：28.00元

# 目　录

## Chapter 1　认识艾灸疗法

# Chapter 2 巧用艾灸，调节身体亚健康

# Chapter 3 灸法最擅长治疗的病证

## Chapter 4　灸出好身材，再现好气色

# Chapter 1 认识艾灸疗法

艾灸疗法是中医外治疗法之一。借助艾燃烧时的温热作用和药物的刺激作用，可以治愈很多疾病。

# 什么是艾灸疗法

　　灸法是以艾为主要施灸材料，点燃后在体表穴位或病变部位烧灼、温熨，借其温热作用以及药物的刺激作用，治疗疾病的一种方法。灸法是针灸学的重要组成部分，属于自然疗法范畴，是中医学宝库中的璀璨明珠，具有鲜明的民族特色。长期以来，灸法作为中华民族的伟大发明，为人类健康事业作出了巨大贡献。事实表明，灸法具有诸多优点，如治疗病证范围广泛，作用独特，操作简单，携带方便，疗效确切，价格低廉，易学易懂，没有毒副作用，安全可靠，既可养生保健又可防病治病，等等。这些突出的优势使其在现代医学迅猛发展的今天，仍然成为深受百姓喜爱的一种传统治疗方法，并不断焕发出新的生机和活力。

　　灸法是借助灸火的温热以及药物的作用，通过经络的传导，达到温经散寒、扶阳固脱、消瘀散结和防病保健的一种外治方法。正因为灸法的这几种功效，所以具有有病治病、未病寻病（通过艾灸找到病变部位）、无病养生三个不同层面的作用。早在《黄帝内经·灵枢》里就有记载："针所不为，灸之所宜。"清代《医学入门》中也说："药之不及，针之不到，必须灸之。"可见灸法的重要性。现代人也非常重视灸法的应用。艾灸的作用点是穴位附近的一个区域，不只是穴位这一个点。只要大致定位在穴位附近就可以，这样就避免了找穴位的困难。

艾灸的优点很多，可以说，它是最适合向大家推广的自我保健和治疗方法之一。

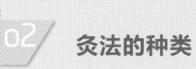

扫一扫，视频更精彩

扫一扫，视频更精彩

灸法种类较多，常用灸法有艾炷灸、艾条灸、温针灸、温灸器灸等。

## 艾炷灸

艾炷灸是将纯净的艾绒放在平板上，用手搓捏成大小不等的圆锥形艾炷，置于施灸部位点燃而治病的方法。

### 1. 直接灸

是将大小适宜的艾炷，直接放在皮肤上施灸的方法，又称明灸。若施灸时将皮肤烧伤化脓，愈后留有瘢痕者，称为瘢痕灸；若不使皮肤烧伤化脓，不留瘢痕者，称为无瘢痕灸。（见图1-1）

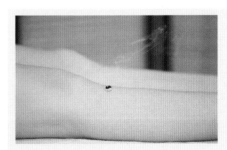

图1-1　直接灸

### 2. 间接灸

间接灸又称隔物灸、间隔灸，是利用其他物品将艾炷与皮肤隔开施灸的一种方法。这样可以避免灸伤皮肤而致化脓，且火力温和，患者易于接受，临床上较直接灸更为常用。

（1）隔姜灸。

隔姜灸是用姜片做隔垫物而施灸的一种灸法。

操作方法

将鲜生姜切成厚约0.3厘米的片，太厚热力不易穿透，太薄容易灼伤皮肤。用三棱针在姜片中心处刺数孔，放在穴位上，再把艾炷放在姜片上，点燃施灸。有些病人因鲜姜刺激，刚灸即感觉灼痛，这时候可将姜片略提起，待灼痛感消失后放下再灸。若施灸一段时间后，病人灼热难耐，可将姜片向上提起，或更换艾炷再灸，以灸至肌肤感觉温热，局部皮肤潮红湿润为度。医者应常掀起姜片查看，以防患者感觉迟钝造成起疱。（见图1-2）

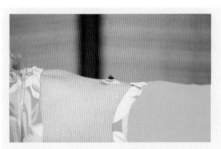

图1-2　隔姜灸

（2）隔蒜灸。

是指用蒜做隔垫物而施灸的一种灸法。

操作方法

隔蒜片灸：取新鲜独头大蒜，切成厚0.1～0.3厘米的蒜片，用针在蒜片中间刺数孔，放于体表，上置艾炷施灸，每灸3～4壮后更换蒜片，继续灸治。（见图1-3）

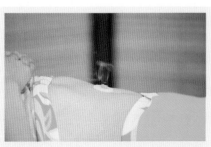

图1-3　隔蒜灸

　　隔蒜泥灸：取新鲜大蒜适量，捣如泥膏状，制成厚0.2~0.4厘米的圆饼，大小按施灸部位而定。按上法施灸，中间不必更换。

　　（3）隔盐灸。

　　多用于神阙穴，把炒过的细净食盐填在肚脐处，盐略高于脐孔，上置艾炷施灸。

操作方法

　　令患者仰卧，暴露脐部。取纯净干燥细白盐适量，可炒至温热，放入脐中。如患者脐部凹陷不明显者，可预先在脐旁围一湿面圈，再填入食盐。如须再隔其他药物施灸，一般先填入其他药物（药膏或药末），再放盐。然后上置艾炷施灸，至患者稍感烫热，即更换艾炷。为避免因食盐受热爆裂导致的烫伤，可预先在盐上放一薄姜片再施灸。（见图1-4）

　　（4）隔附子饼灸。

　　是用中药附子做隔垫物施灸的一种灸法。

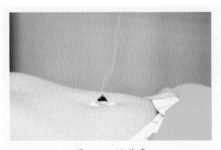

图1-4　隔盐灸

操作方法

　　将附子切细研末，以黄酒调和做饼，厚约0.4厘米，中间用针刺孔，于穴位上置艾炷施灸；也可用生附子3份、肉桂2份、丁香1份，共研细末，以炼蜜调和制成0.5厘米厚的药饼，用针穿数孔，上置艾炷施灸。附子饼也可在药房直接购买。若附子饼被艾炷烧焦，可以更换后再灸，直至穴位区皮肤潮红，然后停灸。施灸时要注意，应选择较平坦不易滑落的部位施灸。阴盛火旺、过敏体质、孕妇均禁用附子饼灸。（见图1-5）

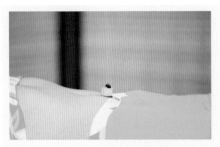

图1-5　隔附子饼灸

# 艾条灸

艾条灸是把纯净的艾绒（或加入中药）卷成圆柱形的艾卷，点燃后烧灼、熏烤、熏熨体表穴位或患部，使局部产生温热或轻度灼痛的刺激，以调整人体的生理功能，提高身体抵抗力，从而起到防病治病作用的一种治疗方法。

## 1. 悬起灸

艾条悬起，与穴位保持一定高度进行熏烤，称为悬起灸。悬起灸根据实际操作方法不同，分为温和灸、雀啄灸和回旋灸。

（1）温和灸。

温和灸是指将艾条燃着端与施灸部位的皮肤保持一定距离，在灸治过程中，使患者只觉温热而无灼痛感的一种艾条悬起灸法。

操作方法

施灸时将灸条的一端点燃，对准应灸的腧穴或患处，距皮肤2～3厘米，进行熏烤，使患者局部有温热感而无灼痛感为宜，一般每处灸5～10分钟，至皮肤出现潮红为止。对于昏厥、局部知觉迟钝的患者，医者可将中指、食指分张，放在施灸部位的两侧，这样可以通过医者手指的感觉来测知患者局部的受热程度，以便随时调节施灸的距离，防止烫伤。（见图1-6）

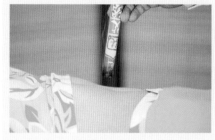

图1-6　温和灸

（2）雀啄灸。

雀啄灸是指艾条燃着的一端接近施灸部位，待其有灼痛感后迅速提起，如此一上一下如同雀啄的悬起灸法。

操作方法

施灸时，艾条点燃的一端与施灸部位的皮肤并不固定在一定距离，而是像鸟雀啄食一样，一上一下活动地施灸，一般每处可灸5～10分钟，至皮肤发红为度。操作时不可太接近皮肤，尤其是对失去知觉、皮肤感觉迟钝的患者和小儿，以防烫伤。（见图1-7）

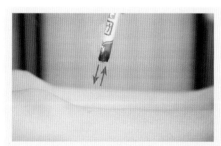

图1-7　雀啄灸

（3）回旋灸。

回旋灸是指施灸时，艾卷点燃的一端与施灸部位的皮肤保持一定距离，向左或向右移动，反复旋转的悬起灸法。

操作方法

施灸时，艾卷点燃的一端与施灸部位的皮肤虽然保持一定的距离，但不固定，而是向左或右移动，也可反复旋转地施灸。一般可灸20～30分钟，至皮肤发红为度。（见图1-8）

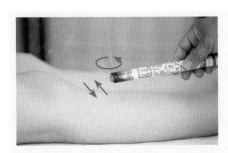

图1-8 回旋灸

**2. 实按灸**

将点燃的艾条隔布或隔数层绵纸按在穴位上，使热气透入皮肉，火灭热减后重新点火按灸，称为实按灸。

（1）太乙针灸。

太乙针灸是一种艾灸法，之所以称为"针灸"，是因为操作时，实按于穴位之上，类似针刺。

操作方法

太乙针艾条由艾绒和多味药物制成。把150克纯净细软的艾绒平铺在40厘米见方的桑皮纸上，将人参12.5克，山羊血9克，千年健50克，钻地风30克，肉桂50克，小茴香50克，苍术50克，甘草100克，防风200克，麝香少许，共研成细末，取药末24克掺入艾绒内，紧卷成爆竹状，外用鸡蛋清封固，阴干后备用。

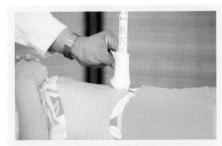

图1-9 太乙针灸

施灸时，将太乙针的一端烧着，用7层布包裹烧着的一端，立即紧按于应灸的腧穴或患处，进行灸熨，针冷则再燃再熨。如此反复灸熨7～10次为度。（见图1-9）

（2）雷火针灸。

雷火针灸法也是一种艾灸法，操作时同样需要实按于穴位之上，故也称针灸。

操作方法

其制作及操作方法与太乙针灸相同，只是药物处方不一样。把纯净细软的艾绒125克，沉香、乳香、羌活、干姜各9克，麝香少许，共研成细末，做成灸卷。（见图1-10）

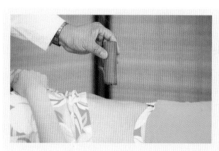

图1-10　雷火针灸

## 温针灸

温针灸是针刺与艾灸结合应用的一种方法，此灸法是在针刺留针过程中，在针柄上插入艾卷施灸的一种灸法，是针刺与艾灸的结合。

操作方法

针刺入腧穴得气后，适当做补泻手法，然后留针，将纯净细软的艾绒捏在针尾上，或把2厘米左右的艾条插在针柄上，点燃施灸。待艾绒或艾条烧完后除去灰烬，将针取出。此法是一种简单易行的针灸

并用的方法，值得推广。若艾火
灼烧皮肤发烫，可在穴位上隔一
纸片，能稍减火力。当艾卷燃烧
完时，除去残灰，稍停片刻再将
针拔出。（见图1-11）

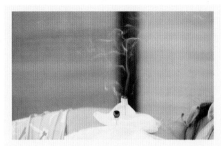

图1-11　温针灸

## 温灸器灸

温灸器又名灸疗器，是一种
专门用于施灸的器具，用温灸器
施灸的方法称温灸器灸。

操作方法

施灸时，将艾绒（也可加些
药物）装入温灸器的小筒内，点
燃后，将温灸器（见图1-12）置

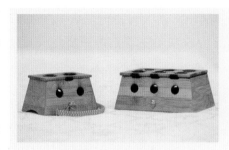

图1-12　温灸器

于要灸的部位上，直到所灸部位的皮肤变热发红为止。

# 艾的鉴别

艾灸治病靠的是艾草纯阳的药性和燃烧时的火力，这些都是阳性的力量。阳性能量具有活跃、发散的特点，能够激发身体的阳气、温通经脉。所以，艾的好坏很大程度上影响了治疗的效果。

艾灸最主要的原料就是艾草。艾灸用的艾草多是陈年艾草，新鲜的艾草最好不要用来艾灸。陈年艾草里的挥发油较少，燃烧时产生的烟气小，并且火力温和。

艾草每年四五月份采摘，经晾干捣烂、筛去杂质之后，就得到了艾绒。艾绒通过手工捏制或放在模具里压实就成了艾炷，也可卷成艾条。艾绒、艾炷、艾条都是艾灸时经常用到的东西。现在市面上出售的艾绒种类很多，产地也很多，质量参差不齐。如何挑选质量好的艾绒呢？目前市场上主要有金艾绒、陈艾绒、青艾绒等品种，其中以金艾绒质量最好。

购买时可以根据艾绒的质、色、味、烟、手感等去选择。

质：艾绒的质地以柔软细腻为好；劣质的艾绒质地粗糙，会掺有杂草、泥梗等。

色：宜选土黄色和金黄色的陈年艾绒。

　　味：陈艾的气味芳香，劣质艾绒闻起来会有青草味。

　　烟：好的艾绒燃烧起来艾烟呈淡白色，气味香，不刺鼻，烟雾向上缭绕。

　　手感：优质的艾绒用手触摸手感细腻，黏合度较好，捏在一起不容易松散；劣质艾绒摸起来手感粗糙，略有扎手的感觉，且较松散。

　　选择艾绒时如果能够结合以上几个方面，就能挑选到质量较好的艾。（见图1-13）

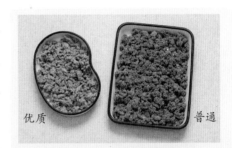

图1-13　普通艾绒和优质艾绒对比

## 灸具的使用

　　随着人们生活节奏的加快和年龄的增长，身体的免疫功能逐渐衰退，因此各种艾灸治疗方法应运而生，治疗疾病时除了传统的艾炷灸、艾条灸以外，又出现了温灸盒灸和温灸筒灸。施灸时，将艾绒、艾条（也可加入药物）装入温灸器的小筒内，点燃后，将温灸器扣好，即可置于腧穴或应灸部位，进行熨灸，直到所灸部位的皮肤发热变红为止。一般需要灸治者均可使用。下面介绍几种常见的艾灸器具。

### 1. 竹灸盒

艾灸时常常会用到竹灸盒，竹灸盒分单眼、双眼、三眼、四眼等多种。一般情况下，单眼竹灸盒用在关节及颈部等部位；多眼竹灸盒多用在腰背部和腹部。（见图1-14）

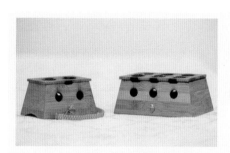

图1-14　竹灸盒

### 2. 随身灸盒

随身灸盒体积小，易于携带，适合放在颈部、腿部施灸，这种灸盒里边有探针，可以把一小段艾条固定在探针上，点燃后扣上盒盖，火力大小可以通过侧面的排风孔调节。（见图1-15、1-16、1-17）

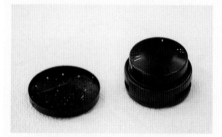

图1-15　随身灸盒内部结构

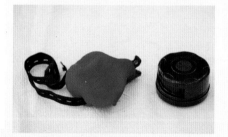

图1-16　随身灸盒外部结构

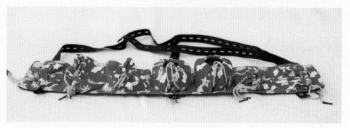

图1-17　腰部随身灸盒

### 3. 艾灸棒

又称温灸筒、温灸棒，是用金属制作的一种圆筒灸具，筒底有的尖有的平，筒内套有小筒，小筒四周有孔。材质有纯铜、不锈钢、铁质等，是一种新型的温灸器。施灸时，将艾绒（也可在艾绒中加药物）装入艾灸棒的小筒内，点燃后，将艾灸棒扣好。也可以将灸条直接点燃放进艾灸棒进行熨灸，直到所灸部位的皮肤发热变红为止。（见图1-18）

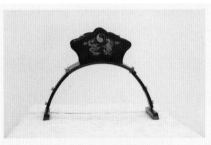

图1-18　艾灸棒

### 4. 悬灸仪

多为弧形，可架在床上。悬灸仪上部结构与灸盒结构相似，可将整段或多段艾条置于顶端的细网上，点燃后施灸。悬灸仪适合胸腹部、腰背部的灸疗。（见图1-19）

图1-19　悬灸仪

扫一扫，视频更精彩

## 灸法的适应证

感受风寒湿邪，导致寒凝血滞的痛症；痛经、闭经、崩漏等妇科病症；中焦虚寒导致的呕吐、泄泻；脾肾阳虚导致的久泄、久痢、遗尿、遗精、阳萎、早泄等；中气不足，气虚下陷导致的内脏脱垂、阴挺、脱肛；疮疡初起、疖肿未化脓者、瘰疬及疮疡溃久不愈等外科疾病。总之，灸法主要适用于虚寒性、慢性及顽固性疾病。

## 灸法的禁忌证

### 1. 禁灸穴位

古代文献中有不少关于禁灸穴位的记载，但各种书籍之间也有出入，并不一致。如《针灸甲乙经》仅载禁灸穴24个，《针灸集成》则达49个之多。从临床实践看，其中多数穴位没有禁灸的必要。

### 2. 禁灸部位

（1）重要脏器、关节及大血管周围不要用瘢痕灸。

（2）妊娠妇女的腰腹部诸穴禁灸。

（3）延髓部、眼球附近、睾丸部慎灸。

（4）头面部、四肢末梢部，以及筋肉结聚处、皮肤浅薄处，慎灸。

（5）幼儿囟门未闭合时，头部禁灸。

**3. 禁灸病症**

（1）凡一切阴虚火旺体质与病症皆不可灸，如阴虚痨、喀血、吐血、心悸怔忡、口燥咽干等症。

（2）一切阳症，亦不宜灸。如身发高热、神昏谵语、血压过高，及中风实症、阳明胃实、脉象洪大弦数等症。

（3）疮毒已化脓者禁灸。或先行穿刺，放出脓血，然后施灸，以免脓向内流。

（4）怀疑已妊娠者下腹部禁灸。

（5）过饱、过劳、过饥、醉酒、大渴、大惊、大恐、大怒者，慎用灸疗。另外，近年来还发现少数患者对艾叶过敏，此类患者可采用非艾灸疗或其他穴位刺激法。

# 灸法的注意事项

之所以要单独列出这些注意事项，是因为很多人施灸时不注意一些细节，导致艾灸效果不好，影响了疗效。下面将施灸过程中需要注意的事项一一列出，以供参考。

（1）灸前、灸后各喝一杯水。艾灸前最好喝温水，水温应高于体温；艾灸后最好补充一杯热水，水温在60℃左右，这样可以缓解艾灸期间出现的口渴、咽干等症状，还可以稳定情绪。

（2）忌喝冷水、吃冷饭及接触冷水。在艾灸的整个疗程期间，最忌讳喝冷水、吃凉饭。这样做如同给艾灸撤火，不利于疾病的治疗。艾灸后如果想马上洗手，须用温热的水。

（3）注意施灸的顺序。在《千金要方》中载有："凡灸当先阳后阴，言从头左而渐下，次后从头右而渐下，先上后下，先少后多。"就阴阳而言，先阳后阴；就上下而言，先上后下；就壮数而言，先少后多，如需艾炷灸多壮者，必须逐次增多，或分次灸之；就大小而言，先灸小艾炷，后灸大艾炷，每壮递增。

（4）艾灸后不要马上洗澡，一般半小时后可以洗澡，并且一定要注意防寒保暖。

（5）七情莫过。大悲、大喜、大怒等情绪不稳定时艾灸效果会打折，因此施灸时患者要尽量放松，可深呼吸以使心态平和。

# 灸疮及灸后处理

## 灸后调养

注意饮食，避风寒，慎房事。灸后注意消毒，有痒感时，千万不要抓擦，偶尔不慎擦破，应严格消毒。对于化脓灸者，在灸疮化脓期间，不宜从事体力劳动，要注意休息，严防感染。若有继发感染，应及时对症处理。

## 灸疮处理

施灸以后，局部发红可不用处理，停灸后自会很快消散。如果皮肤灸后出现小水疱，须注意不要挤破，让它自然吸收；如水疱过大，可用消毒针刺破，放出液体，并涂龙胆紫，用纱布包敷。瘢痕灸后，可在局部盖上消毒敷料，防止摩擦，预防感染，保护痂皮。若并发感染，灸疮有黄绿色脓液或血水渗出，可用消炎药膏涂敷。

## 灸疮防治

欲防止灸疮化脓，艾炷宜小，或多壮分灸，则所起水疱亦小。灸后以姜汁涂灸处，可免起水疱。用艾条或灸盒施灸时，每穴的灸疗时间一般在20~30分钟。

## 灸后何时再灸

如隔日有发热、口苦、咽干症状，则停灸一日，若无，可继续施灸。如有疲劳感，则休息一二日再灸。

# Chapter 2 巧用艾灸，调节身体亚健康

有的身体问题并不算是一种疾病，但又影响着我们的生活。这时，就可以用艾灸疗法尝试治疗，说不定有灸到病除的神奇效果呢。

# 01 | 疲劳

　　疲劳是指在持续较久或强度过大的脑力劳动过程中，出现身体疲乏无力、失眠、焦虑、抑郁、烦躁、情绪不稳等症状的综合征。疲劳是亚健康状态的一种表现，尤以脑力劳动者和在校学生为甚。

　　中医认为疲劳的产生一是用脑过度导致的，这种情况下大脑易疲劳而恢复却很慢；二是保护不当造成的，五脏六腑、四肢百骸的疾病严重影响了脑功能的正常发挥，比如颈椎病使颈部气血通行不畅，造成营养物质很难向大脑输送。

## 临床表现

　　主要表现为疲倦无力、少言寡语、发呆、赖床、不想参加社交活动、不愿见陌生人、日常学习工作爱出错、记忆力下降、反应迟钝、没精神、食欲差、心绪不宁、思维混乱、注意力不集中、头晕头痛、耳鸣、目眩、烦躁易怒、眼疲劳、哈欠不断、下肢沉重、入睡困难、睡眠质量差、爱打盹儿等。

# 施灸部位

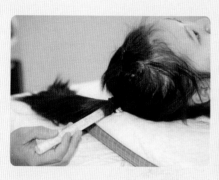

百会穴：头部正中，两耳尖连线的中点处取穴。

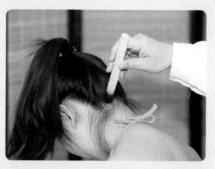

风池穴：后发际上1寸，当胸锁乳突肌与斜方肌上端之间的凹陷中。

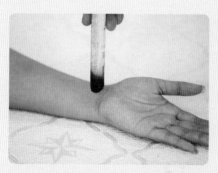

神门穴：腕关节掌侧第一横纹内侧端（近小指侧）取穴，尺侧腕屈肌腱的桡侧凹陷处。

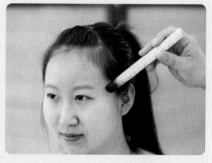

太阳穴：眉梢与目外眦之间，向后1横指的凹陷处。

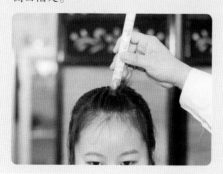

神庭穴：前发际正中直上约半横指处。

## 操作

温和灸，各穴位灸10～20分钟，每日1次，以被灸者感到施灸处温热为宜，局部皮肤可有微红现象。10日为1个疗程，疗程间休息2～3日。

## 注意事项

（1）保证充足睡眠。

（2）每天适当增加户外活动时间。

# 失眠

　　失眠是指无法入睡或无法保持睡眠状态，导致睡眠不足的病症，又称睡眠障碍。包括入睡困难，睡眠深度过浅或频度过短，早醒，及睡眠时间不足、质量差等。

　　中医学将本病归为心系病证，它多与心、肝、脾、肾密切相关。此外，饮食、情志、过劳、久病等因素均可引起脏腑功能失调导致失眠。饮食不节，暴饮暴食，宿食停滞于胃中，蕴热上扰，则可诱发此病。强烈的情绪变化可扰动心神而致不寐；暴受惊恐可导致心虚胆怯而不能成眠；情志不遂或暴怒伤肝，肝气郁结化火，热扰心神而致不寐；劳倦太过或思虑过甚可伤及脾气，脾气虚弱则气血生化不足，气血亏虚不能养心，心神失养也可致失眠。

## 临床表现

　　入睡困难，不能熟睡，睡眠时间减少；早醒，醒后无法再入睡；睡梦较多，噩梦连连，频频从噩梦中惊醒，醒后仍觉疲劳；对灯光、声音敏感，易被惊醒。一般伴有面色无华、神疲乏力、头晕目眩、记忆力减退等。

# 施灸部位

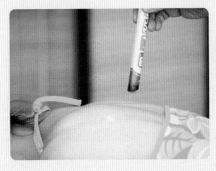

心俞穴：第五胸椎棘突下旁开1.5寸处。

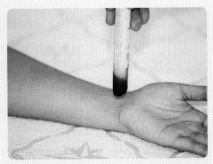

神门穴：腕关节掌侧第一横纹内侧端（近小指侧）取穴，尺侧腕屈肌腱的桡侧凹陷处。

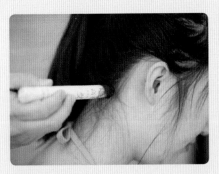

安眠穴：在项部，翳风穴与风池穴连线中点。

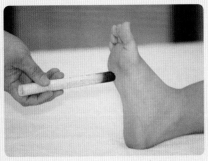

涌泉穴：足底前1/3处，足二趾和足三趾之间，足趾跖屈时呈凹陷处。

## 操作

（1）温和灸，诸穴各灸10分钟，每日1次，7日为1个疗程。

（2）涌泉穴用随身灸睡前灸，一直灸到入睡后灸盒内艾条自然熄灭。

## 注意事项

（1）失眠患者睡前不宜饮用咖啡、茶等有兴奋作用的饮料，睡前不宜饮水过多，并养成良好的生活起居习惯。

（2）注意精神调摄，做到喜怒有节，解除忧思焦虑，保持良好心态，心情舒畅。

# 神经衰弱

神经衰弱是指由于长期的情绪紧张和精神压力，导致大脑精神活动能力减弱的一类病症，是亚健康常见症状之一。主要特征是精神易兴奋和易疲劳、睡眠障碍、记忆力减退、头痛等，并伴有各种躯体不适等症状，病程迁延，时轻时重，病情波动常与社会心理因素有关。

中医认为本病属不寐、健忘等范畴，多由心脾两虚或阴虚火旺导致心神失养、心肾不交等原因引起，常因精神因素诱发。

## 临床表现

主要表现为失眠、多梦、头晕、头痛、注意力不能集中、记忆力下降、烦躁易怒、疲倦无力、心慌，可伴有烦闷、易激惹、肌肉紧张性疼痛、精神萎靡、食欲差、全身不适等症状。

# 施灸部位

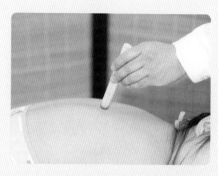

心俞穴：第五胸椎棘突下旁开1.5寸处。

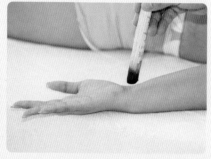

神门穴：腕关节掌侧第一横纹内侧端
（近小指侧）取穴，尺侧腕屈肌腱的桡
侧凹陷处。

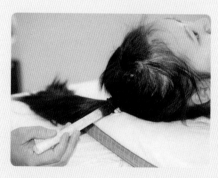

百会穴：头部正中，两耳尖连线的中点
处取穴。

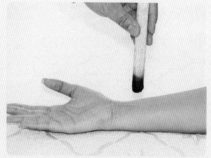

内关穴：腕关节掌侧第一横纹中点直上
约2横指处，与外关相对，用力按压有
酸胀感。

## 操作

温和灸，每个穴位灸10～20分钟，每日1次，以被灸者感到施灸处温热为宜，局部皮肤可有微红现象。10日为1个疗程，疗程间休息1～2日。

## 注意事项

（1）不可过度疲劳，要懂得缓解疲劳和压力，作息时间要有规律。

（2）保持心情舒畅，注意心理疏导，如有严重心理疾患者应做心理咨询和治疗。

（3）宜多吃养血固肾的食物，如菠菜、樱桃、海参、鱼类等。

# 04 记忆力减退

临床上以40~60岁的知识女性多见，她们迫切渴望知识更新，却常常感到力不从心。一些中青年男性，由于社会压力引发心理问题，也常会感到紧张、焦虑、易怒、记忆力下降。部分老年人，尤其是退休后的知识女性，也主诉记忆受损，越是重要的东西，越想不起来放在哪里。老年人记忆力减退，要注意排除阿尔兹海默病。

中医认为记忆力减退与肾精不足、髓海空虚有关，同时与心神失养和气血虚弱有关。

## 临床表现

主要表现为记忆力下降、烦躁易怒、疲倦无力、心慌，可伴有睡眠障碍、精神萎靡、食欲差、全身不适、头痛、头晕等症状。

# 施灸部位

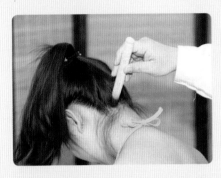

风池穴：后发际上1寸，胸锁乳突肌与斜方肌上端之间的凹陷中。

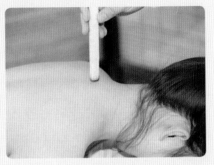

大杼穴：大椎穴往下推1个椎骨，其下缘旁开约2横指（食指、中指）处。

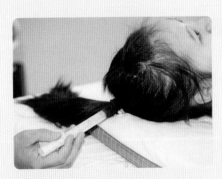

百会穴：头部正中，两耳尖连线的中点处取穴。

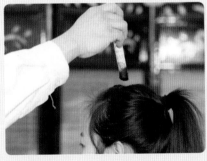

四神聪穴：百会穴前后左右各1寸处，共4个穴位。

## 操作

温和灸，各穴位灸10～20分钟，每日1次，以被灸者感到施灸处温热为宜，局部皮肤可有微红现象。10日为1个疗程，疗程间休息1～2日。艾灸百会穴、四神聪穴时，注意避开头发。

## 注意事项

（1）采用积极健康的生活方式，平时要有规律地生活、学习、工作、饮食、睡眠、运动等。

（2）正确进行自我调节，注意保持乐观的情绪和积极向上的心态，特别是面对生活中的应激事件，要学会自我减压，保持身心健康。

（3）物品放在相对固定的位置，使用后放回原位，对于一些重要的事情可以采用笔录的方式，养成良好的生活习惯。

（4）多吃新鲜蔬菜和水果。

（5）每天可以服用一定量的银杏叶提取物及富含维生素E的食物（如葵花子等），减少大脑神经元的氧化。

# 05

# 空调病

空调综合征俗称空调病，是长时间在空调环境下工作生活，因空气不流通，环境得不到改善，空调居室的低温环境刺激身体，引起皮肤干燥，畏寒不适，疲乏无力，头痛咽痛，肌肉酸痛，手足麻木，胃肠道不适等一系列不适症的总称。好发于夏季。

中医一向注重"天人合一"和"顺时养生"，故暑日天气炎热，当以开泄为主，应顺畅地排汗。但随着人们生活水平的提高，越来越多的人身处空调环境中，空调制冷的时候即是人为制造风与寒邪，影响人体正常代谢——应该出汗的时候却无汗出。当人体长时间处于或频繁出入空调房间，肌肤的防御功能会降低，邪气就会入侵致病。艾灸对空调病的治疗效果较好。

## 临床表现

空调病的主要症状因各人的适应能力不同而有差异。主要表现为精神不振、疲乏无力、欲睡、头痛咽痛、肌肉酸痛、手足麻木、心情不畅、烦闷、皮肤干燥、易患感冒、注意力不集中等症状。严重的还会使耳部局部的组织血管神经功能发生紊乱，引起面部神经原发性缺血，继之静脉充血、水肿，水肿又压迫面神经，最终使患侧口角歪斜（即面瘫）。

# 施灸部位

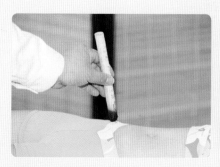

关元穴：位于前正中线上，脐下3寸处取穴。

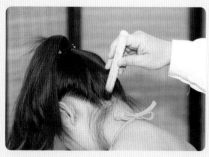

风池穴：后发际上1寸，胸锁乳突肌与斜方肌上端之间的凹陷中。

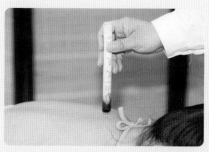

大椎穴：颈部最高骨第七颈椎棘突下。

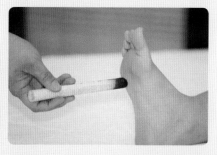

涌泉穴：足底前1/3处，足二趾和足三趾之间，足趾跖屈时呈凹陷处。

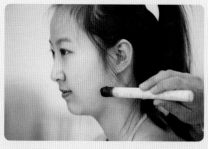

颊车穴：下颌角前上方约1横指，当咀嚼时咬肌隆起高点处，放松时按之有酸胀感。

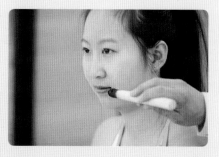

地仓穴：瞳孔直下做一条垂线，口角旁做一条水平线，两线交点处取穴。

## 操作

温和灸，各穴位灸10～20分钟，每日1次，以被灸者感到施灸处温热为宜，局部皮肤可有微红现象。10日为1个疗程，疗程间休息2～3日。大椎穴还可用隔姜灸。

## 注意事项

（1）艾灸可以有效缓解空调综合征的不适症状，提高身体免疫力。

（2）室内外温差不宜过大，开空调时室温不应低于26℃，冬季不宜超过25℃。

（3）定期打开门窗，保证空气流通，有条件的可定期进行室内空气消毒。

（4）睡觉时，最好关闭空调。

（5）增加户外活动，锻炼身体，增强抗病能力。

# 06

# 电脑综合征

电脑综合征俗称电脑病，是由于长时间看电脑而引起的眼部不适、头痛、消化系统异常等一系列不适症的总称。平均每天连续看电脑 3 小时以上的人，极有可能患上电脑综合征。

中医认为久视伤血，肝开窍于目，肝受血而能视，长期持续性看电脑会伤血、伤心神、伤肝目，导致眼干、视力减退、头痛、焦虑甚至失眠等症状。还可能因为活动时间减少，久坐，气血运行不畅而导致脾胃、三焦等运化失常，出现疲倦无力、胃下垂、恶心呕吐等不适现象。

## 临床表现

主要表现为眼干、视力减退、头痛、焦虑，可伴有失眠、下肢不适、尾骨疼痛、肥胖、感冒等病症。

鼠标手是电脑族出现后的又一个新兴医学名词。长期使用鼠标的人，易患腕管综合征，也就是鼠标手。腕管综合征的主要症状表现为正中神经分布部位感觉异常（主要是拇指、食指、中指掌侧），随症状加重，患者会在夜间出现疼痛和感觉异常，如果症状持续发展，可进一步损害正中神经，引起皮肤感觉缺失和鱼际肌肌力减退，拇指活动乏力，晚期可有鱼际肌萎缩的症状。

# 施灸部位

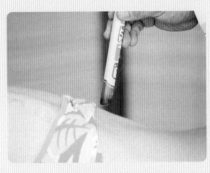

肝俞穴：由平双肩胛骨下角的椎骨（第七胸椎），往下推2个椎骨，即第九胸椎棘突下凹陷处，旁开约2横指（食指、中指）处。

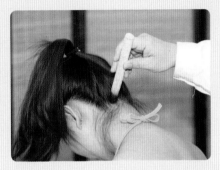

风池穴：后发际上1寸，当胸锁乳突肌与斜方肌上端之间的凹陷中。

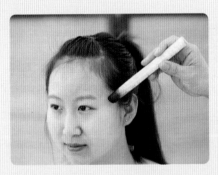

太阳穴：眉梢与目外眦之间，向后1横指的凹陷处。

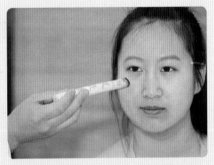

四白穴：在面部，眼眶中点向下约半横指外，可触及一凹陷，按之有酸胀感，即是此穴。

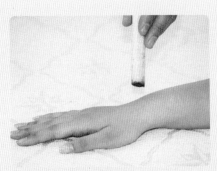

阳池穴：腕背横纹中点，即是本穴。

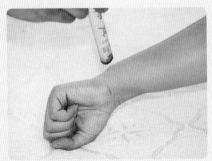

阳谷穴：在手腕尺侧，当尺骨茎突与三角骨之间的凹陷处。

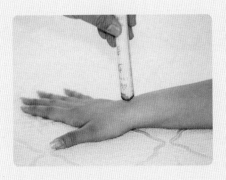

阳溪穴：拇指上翘时，在腕背桡侧，手腕横纹上有一凹陷处，按压有酸胀感。

## 操作

　　温和灸，各穴位灸10～20分钟，每日1次，以被灸者感到施灸处温热为宜，局部皮肤可有微红现象。10日为1个疗程，疗程间休息2～3日。腕关节周围的穴位施灸时，要防止烫伤。

## 注意事项

（1）看电脑时应保持室内空气流通，避免对人体健康造成危害。看完电脑应及时洁面，避免得皮肤病。

（2）电脑摆放的高度最好与视线水平，座位与电脑间的距离要适当。

（3）看电脑时宜开灯，以5~8瓦的日光灯或台灯为宜。

（4）多吃富含维生素A和蛋白质的食物。

（5）不要边操作电脑边吃东西，否则会影响人体消化吸收功能。

# 07 手机综合征

手机综合征是因人们经常使用手机所导致的一系列不适症状的总称。包括视力下降、颈肩肘腕关节炎、甚至脑瘤等，以及人际交往能力下降和一些心理问题。

## 临床表现

主要表现为眼睛容易疲劳，近距视物不清，注意力不集中，焦虑，颈、肩、肘、腕关节酸麻胀痛，屈伸不利，可伴有眼睛黑蒙、看东西重影、流泪、怕光、分泌物增多、暗适应不良、近视度数增加等症状。

此外还有典型的心理依赖，如在一段时间内没有听到铃声响起，便会烦躁不安，心情低落；离开手机一刻便坐立难安；若手机长时间没有动静，便易产生幻听；感到莫名的焦虑，无法全身心投入到要做的事情中；人际交往能力下降，如与他人面对面时出现心慌，不知所措，不爱说话，反应慢，借故逃离等现象。

# 施灸部位

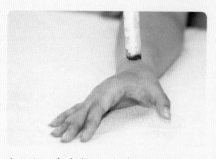

合谷穴：在手背处，拇食二指合拢，拇指食指中间肌肉隆起最高处。

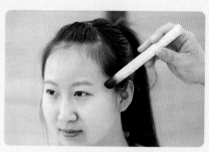

太阳穴：眉梢与目外眦之间，向后1横指的凹陷处。

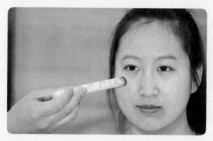

四白穴：在面部，眼眶中点向下约半横指处，可触及一凹陷，按之有酸胀感，即是此穴。

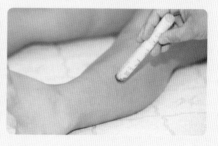

光明穴：小腿外侧，外踝尖上5寸，腓骨前缘。

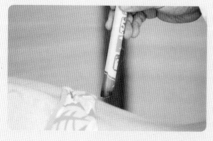

肝俞穴：由平双肩胛骨下角之椎骨（第七胸椎），往下推2个椎骨，即第九胸椎棘突下凹陷处，旁开约2横指（食指、中指）处。

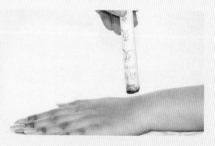

阳池穴：腕背横纹中点，即是本穴。

# 操作

温和灸，各穴位灸10～20分钟，每日1次，以被灸者感到施灸处温热为宜，局部皮肤可有微红现象。10日为1个疗程，疗程间休息2～3日。灸面部穴位和腕部穴位时，要防止烫伤。

# 注意事项

（1）尽量少用手机上网浏览网页，玩游戏、微信等。如持续用手机，至少每隔半小时极目远眺几分钟，或按摩上述头面部穴位，以放松和休息眼睛。

（2）多参加户外活动，如快走、慢跑等有氧运动。

（3）入睡前应关闭手机。

（4）若有心理依赖现象，应及时疏导或进行心理咨询，严重的要治疗。

## 08 退休综合征

　　所谓退休综合征是指老年人由于离退休后不能适应新的社会角色、生活环境和生活方式的变化，而出现的焦虑、抑郁、悲哀、恐惧等消极情绪，或因此产生偏离常态行为的一种适应性的心理障碍，是一种发生在老年期典型的心理—社会不适应性疾病，是复杂的心理异常反应。这种心理障碍往往还会引发其他生理疾病，影响身体健康。

　　中医认为，退休综合征的发生主要是由于肝气郁滞、思虑过多，劳伤心脾，使心脾两虚等所致。

## 临床表现

　　主要表现为无助感、无力感、多疑、空虚、孤独、怕死，可伴有闷闷不乐、不爱说话、急躁易怒、坐立不安、爱唠叨、注意力不集中、日常行为爱出差错、愤世嫉俗、偏执、怀旧等。

# 施灸部位

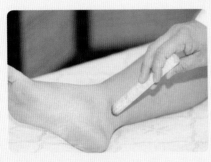

太溪穴：由足内侧高骨（内踝尖）往后推至凹陷处（大约内踝尖与跟腱间的中点），即是本穴。

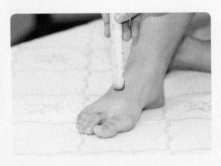

太冲穴：足背第一、第二脚趾间向上推，至两骨联合缘凹陷中（交叉处上约2横指处），即是本穴。

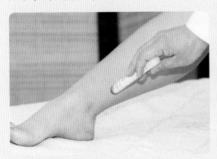

三阴交穴：在内踝高骨（内踝尖）直上约4横指处，胫骨内侧面后缘，按压有酸胀感。

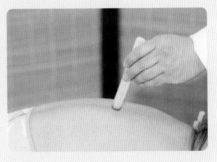

心俞穴：第五胸椎棘突下旁开1.5寸。

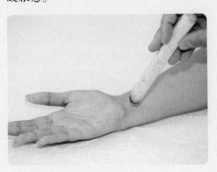

神门穴：腕关节掌侧第一横纹内侧端（近小指侧）取穴，尺侧腕屈肌腱的桡侧凹陷处。

# 操作

温和灸，各穴位灸10~20分钟，每日1次，以被灸者感到施灸处温热为宜，局部皮肤可有微红现象。10日为1个疗程，疗程间休息2~3日。

# 注意事项

（1）离退休后老人需要家人关怀，方能远离孤独感。

（2）培养兴趣爱好，转移注意力，如参加老年大学、打太极拳、钓鱼等。

（3）调整心态，保持心情舒畅，多参加文娱体育活动及社交活动。

## 09 食欲缺乏

食欲缺乏是指进食的欲望降低，进食过少或不食，营养物质吸收不足，出现身体虚弱、抗病能力下降等问题的一类疾病。

中医认为食物由胃进行初步消化，若胃的受纳、腐熟功能失常可直接影响食欲。脾与胃相表里，又主消化、吸收营养，所以脾的功能失常可直接影响胃的功能。此外，肝肾与脾胃关系也较为密切。脾胃受纳，消化食物全赖肾之阳气，若肾阳衰微则脾胃无以温煦；肝主疏泄，能助脾胃运化，若肝失疏泄则脾胃的运化功能也会受到影响。

## 临床表现

食欲减退或厌食。兼有脘腹胀满，隐痛，腹痛肠鸣，大便溏薄者为感受寒邪；过食甘肥油腻及醇酒厚味之品造成嗳气酸腐，厌油腻，不思饮食，见食物则恶心，大便秘结或不畅，苔黄腻者为饮食所伤；不思饮食，伴胁肋部不适，烦躁易怒或精神抑郁者为肝气犯胃；伴五更泄泻，身冷畏寒，手足不温者为肾阳虚衰所致。

# 施灸部位

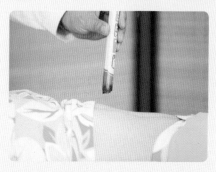

中脘穴：仰卧位，在上腹部，前正中线上，脐中与胸剑联合部（心口窝上边）中点。

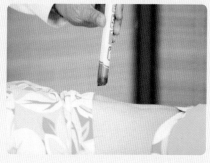

梁门穴：仰卧位，在上腹部，前正中线上，脐中与胸剑联合部（心口窝上边）中点，旁开约2横指处。

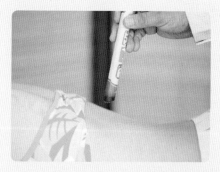

胃俞穴：由平双肩胛骨下角的椎骨（第七胸椎），往下推5个椎骨，即第十二胸椎棘突下凹陷处，旁开约2横指（食指、中指）处。

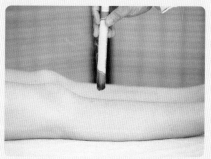

足三里穴：小腿外侧，外膝眼下3寸（约4横指）。

# 操作

可采用雀啄灸或回旋灸。若畏寒肢冷的阳虚患者，中脘适宜用隔姜灸法，也可使用艾灸盒。每次每穴10分钟，每日1次，7日为1个疗程。青少年、身体虚弱者、病轻者艾灸时间宜短，皮薄肌少之处艾灸时间也不宜过长；中老年、身体壮实者、病重者艾灸时间宜长，肌肉丰厚之处也可适当延长艾灸时间。

# 注意事项

（1）临床证明艾灸对一般消化系统疾病均有良好疗效，尤其是虚证、寒证。

（2）本病患者应忌烟酒和油腻、生冷、辛辣等食物，饮食应清淡，软硬适中。

（3）经艾灸治疗3个疗程后，仍无明显好转者应及时就医。

# *Chapter 3*
# 灸法最擅长治疗的病证

有些疾病用灸法治疗效果非常好，尤其是一些小病和慢性病。中医外治法一直都是家庭自疗的重要组成部分，学会艾灸可以给自己和家人的健康带来更大的帮助。

# 01 / 感冒

感冒是指风邪侵袭人体，使人体抵抗力下降，出现鼻塞、打喷嚏、流涕、头痛、恶寒发热、周身不适等症状的一种外感病。一年四季均可发病，主要有风寒、风热两大类。病情轻者，通常称为伤风；病情较重，并且在一个时期内引起广泛流行的，称为时行感冒（流感）。

中医认为感冒是风寒或者风热的病邪在气温骤变，或人们起居不慎、体质虚弱时，趁机客于肺卫，导致卫气郁阻、肺气失宣而致病的疾病。

## 临床表现

风寒感冒主要表现为恶寒重、发热轻、头痛、无汗、鼻塞流清涕、咳嗽、无痰或咯痰清稀；风热感冒主要表现为恶寒轻、发热重、头痛、汗出不畅、鼻干、鼻塞、流黄涕、咳嗽、咯黄痰。

# 施灸部位

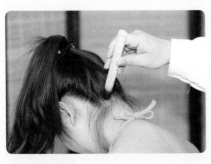

风池穴：后发际上1寸，当胸锁乳突肌与斜方肌上端之间的凹陷中。

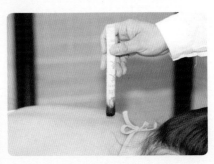

大椎穴：颈部最高骨即第七颈椎棘突下。

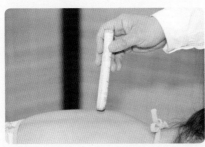

身柱穴：低头找颈项部最高骨（第七颈椎），向下数3个椎体（第三胸椎），椎体下凹陷处。

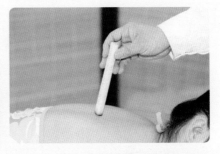

肺俞穴：低头找颈项部最高骨（第七颈椎），向下数3个椎体即第三胸椎棘突下凹陷处，旁开约2横指（食指、中指）处。

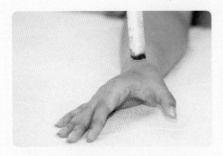

合谷穴：在手背处，拇食二指合拢，拇指食指中间肌肉隆起最高处。

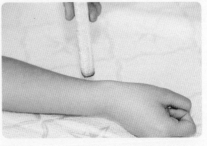

列缺穴：在前臂桡侧，桡骨茎突上方，腕第一横纹上1.5寸。

## 操作

温和灸或雀啄灸，各穴位灸10~20分钟，每日1次，以被灸者感到施灸处温热为宜，局部皮肤可有微红现象。7日为1个疗程，疗程间休息1~2日，病愈即止。

## 注意事项

（1）在感冒初期艾灸治疗效果最佳，能使头痛、全身不适、鼻塞等症状缓解乃至消失，令患者身心舒畅。

（2）病重者宜卧床休息，多喝温开水，室内保持安静、清洁、空气清新。

（3）常感冒的人应该注意锻炼身体，增强体质以预防感冒。

（4）日常可艾灸大椎穴、足三里穴来增强体质，提高身体免疫力以预防感冒。

# 咳嗽

　　咳嗽是呼吸系统疾病的主要症状。咳嗽时无痰或痰量很少为干咳，常见于急性咽喉炎、支气管炎的初期；急性骤然发生的咳嗽，多见于支气管内有异物；长期慢性咳嗽，多见于慢性支气管炎、肺结核等。咳嗽可把气管病变扩散到邻近的小支气管，使病情加重。另外，持久剧烈的咳嗽会影响休息，消耗体力，并可引起肺泡壁弹性组织的破坏，诱发肺气肿。

　　中医认为咳嗽多因外邪犯肺；或脏腑内伤，累及肺脏所致。

## 临床表现

### 1. 外感咳嗽

　　（1）风寒袭肺。

　　主要症状：咳嗽声重，痰稀色白，伴头痛、鼻塞流清涕、骨节酸痛、恶寒发热、无汗，苔薄白、脉浮或浮紧。

　　（2）风热犯肺。

　　主要症状：咳嗽不爽，痰稠而黄，口渴咽痛，身热，或见头痛，恶风汗出；苔薄黄，脉浮数。

　　（3）风燥伤肺。

　　主要症状：干咳痰少，咯痰不爽，或痰中带血丝，鼻咽干燥，口干；舌尖红，苔薄黄少津，脉浮数。

### 2. 内伤咳嗽

（1）痰湿蕴肺。

主要症状：咳嗽痰多，色白而稀，易咳出，胸脘满闷，身重倦怠；苔白腻，脉濡滑。

（2）痰热郁肺。

主要症状：咳嗽气粗，痰多黄稠，烦热口干，舌红，苔黄腻，脉滑数。

（3）肝火犯肺。

主要症状：气逆呛咳，痰少质黏，咳嗽阵阵，每因情绪波动而发，面红喉干，咳时引胁作痛；舌红，苔薄黄，少津，脉弦数。

（4）肺阴亏耗。

主要症状：起病缓慢，干咳少痰或痰中带血，潮热颧红，失眠盗汗，五心烦热，形瘦乏力；舌红少苔，脉细数。

# 施灸部位

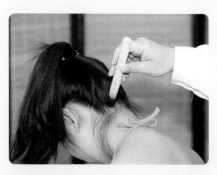

风池穴：后发际上1寸，当胸锁乳突肌与斜方肌上端之间的凹陷中。

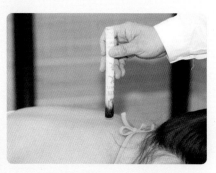

大椎穴：颈部最高骨第七颈椎棘突下。

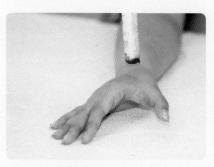

合谷穴：在手背处，拇食二指合拢，拇指食指中间肌肉隆起最高处。

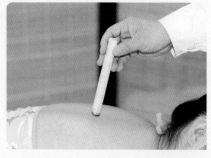

肺俞穴：低头找颈项部最高骨（第七颈椎），向下数3个椎体即第三胸椎棘突下凹陷处，旁开约2横指（食指、中指）处。

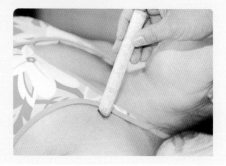

中府穴：两手叉腰立正，锁骨外侧端下缘的三角窝正中垂直向下，平第一肋间隙处。

## 操作

温和灸或雀啄灸，各穴位灸5~10分钟，每日1次，以被灸者感到施灸处温热为宜，局部皮肤可有微红现象。7日为1个疗程，疗程间休息1~2日，病愈即止。

## 注意事项

（1）咳嗽患者要戒烟，吸烟对呼吸道是一种刺激。同时改善环境卫生，积极消除烟尘和有害气体对人体的危害。

（2）注意气候变化，做好防寒保暖工作。

（3）应该锻炼身体，增强体质，有利于提高抗病能力。

（4）咳嗽患者应忌食辛辣香燥、烤制肥腻及过于寒凉的食物。

# 03 / 头痛

头痛是指由于外感或内伤，使脉络拘急或失养，清窍不利所引起的以病人自觉头部疼痛为特征的一种常见病，也是一个常见症状，可以发生在多种急慢性疾病中，有时也是某些相关疾病加重或恶化的先兆。

中医认为头痛的病位在头，涉及脾、肝、肾等脏腑，风、火、痰、瘀、虚为致病的主要因素。脉络阻闭，神机受累，清窍不利为其病机。

## 临床表现

头痛应首先辨疼痛轻重、疼痛性质，其次辨部位。肝肾阴虚者，多全头作痛；阳亢者，痛在枕部；寒厥者，痛在巅顶；肝火者，痛在两颞。就经络而言，前部为阳明经，后部为太阳经，两侧为少阳经，巅顶为厥阴经。

### 1. 外感头痛

（1）风寒头痛。

主要症状：头痛起病较急，其痛如破，连及项背，恶风畏寒，遇风尤剧，口不渴；苔薄白，脉多浮紧。

（2）风热头痛。

主要症状：头痛而胀，甚则头痛如裂，发热或恶风，口渴欲饮，面红目赤，便秘溲黄；舌红苔黄，脉浮数。

（3）风湿头痛。

主要症状：头痛如裹，肢体困重，胸闷纳呆，小便不利，大便不成形；苔白腻，脉濡滑。

**2. 内伤头痛**

（1）肝阳头痛。

主要症状：头胀痛而兼眩晕，以头角为重，心烦易怒，胁痛，夜眠不宁，口苦；舌红苔薄黄，脉沉弦有力。

（2）肾虚头痛。

主要症状：头脑空痛，每兼眩晕，腰痛酸软，神疲乏力，遗精，带下，耳鸣少寐；舌红少苔，脉沉细无力。

（3）血虚头痛。

主要症状：头痛绵绵，遇劳则重，心悸不宁，自汗气短，神疲畏风，面色㿠白；舌淡苔薄白，脉沉细而弱。

（4）痰浊头痛。

主要症状：头痛昏蒙，头晕目眩，胸脘满闷，呕恶痰涎；舌胖大有齿痕，苔白腻，脉沉弦或沉滑。

（5）瘀血头痛。

主要症状：头痛经久不愈，其痛如刺，固定不移，或头部有外伤史；舌紫或有瘀斑、瘀点，苔薄白，脉沉细或细涩。

# 施灸部位

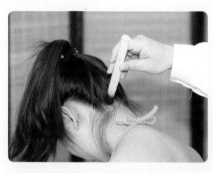

风池穴：后发际上1寸，当胸锁乳突肌与斜方肌上端之间的凹陷中。

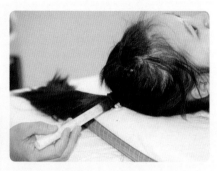

百会穴：头部正中，两耳尖连线的中点处取穴。

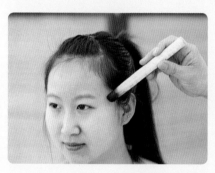

太阳穴：眉梢与目外眦之间，向后1横指的凹陷处。

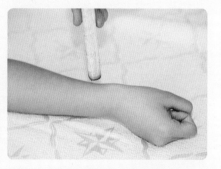

列缺穴：在前臂桡侧，桡骨茎突上方，腕第一横纹上1.5寸。

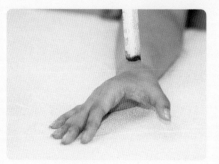

合谷穴：在手背处，拇食二指合拢，拇指与食指中间肌肉隆起最高处。

## 操作

用艾条以温和灸、雀啄灸、回旋灸交替操作，每穴操作5～10分钟，以患者汗出为佳。

## 注意事项

（1）艾灸治疗头痛有较好的疗效，配合针刺则疗效更佳。

（2）对于多次治疗无效或逐渐加重者，要查明原因，尤其是要排除颅内占位性病变，如颅脑肿瘤等。

（3）头痛患者在治疗期间，应禁烟酒，适当参加体育锻炼，避免过劳和精神刺激，注意休息。

# 04 胃痛

胃痛是由外感邪气，内伤饮食、情志，脏腑功能失调等导致气机郁滞，胃失所养，以上腹胃脘部疼痛为主症的病证。

## 临床表现

胃痛辨证，当首先分清虚实缓急，实证有寒、热、食积、气滞与瘀血之别，虚证有阴虚与阳虚之别。

### 1. 实证

（1）寒邪客胃。

主要症状：胃痛暴作，恶寒喜暖，得温痛减，遇寒加重，口淡不渴，或喜热饮；苔薄白，脉弦紧。

（2）饮食伤胃。

主要症状：胃脘疼痛，胀满拒按，嗳腐吞酸，或呕吐不消化食物，其味腐臭，吐后痛减，不思饮食，大便不爽，得矢气及便后稍舒；苔厚腻，脉滑。

（3）肝气犯胃。

主要症状：胃脘胀满，攻撑作痛，脘痛连胁，胸闷嗳气，喜长叹息，大便不畅，得嗳气、矢气则舒，遇烦恼郁怒则痛作或痛甚；苔薄白，脉弦。

（4）瘀血停胃。

主要症状：胃脘疼痛，如针刺、似刀割，痛有定处，按之痛甚，痛时持久，食后加剧，入夜尤甚，或见吐血、黑便；舌质紫暗或有瘀斑，脉涩。

（5）湿热中阻。

主要症状：胃脘疼痛，嘈杂灼热，口干口苦，渴不欲饮，头重如裹，身重肢倦，纳呆恶心，小便色黄，大便不畅；舌苔黄腻，脉滑数。

## 2. 虚证

（1）胃阴亏耗。

主要症状：胃脘隐隐灼痛，似饥而不欲食，口燥咽干，五心烦热，消瘦乏力，口渴思饮，大便干结；舌红少津，脉细数。

（2）脾胃虚寒。

主要症状：胃痛隐隐，绵绵不休，喜温喜按，空腹痛甚，得食则缓，劳累或受凉后发作或加重，泛吐清水，神疲纳呆，四肢倦怠，手足不温，大便溏薄；舌淡苔白，脉虚弱。

# 施灸部位

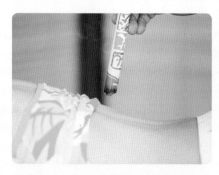

胃俞穴：由平双肩胛骨下角之椎骨（第七胸椎），往下推5个椎骨，即第十二胸椎棘突下凹陷处，旁开约2横指（食指、中指）处。

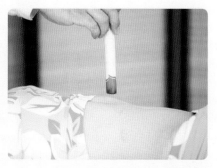

中脘穴：仰卧位，在上腹部，前正中线上，脐中与胸剑联合部（心口窝上边）中点。

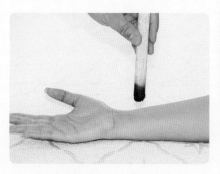

内关穴：前臂掌侧，腕横纹上2寸，掌长肌腱与桡侧腕屈肌腱之间。

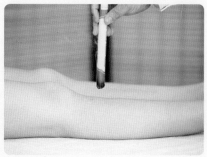

足三里穴：小腿外侧，外膝眼下3寸（约4横指）。

## 操作

（1）温和灸，诸穴各灸10分钟，每日1次，7日为1个疗程。

（2）气虚或阳虚者可用隔姜灸，每穴用中或小艾炷灸3～5壮，每日1次，3～5次为1个疗程。

## 注意事项

（1）胃痛的起因多与饮食不节有关，平时要防止暴饮暴食，饮食要规律，避免过饥过饱。

（2）本病也多与情志不遂有关，尽量避免烦恼、忧虑，保持心态平和。

（3）发病时进食易消化的食物，忌食油腻、腥膻、生冷、粗硬的食物，并以少食多餐为佳。

# o5 便秘

便秘是一种以排便次数减少，粪便量减少，粪便干结，排出费力等为主要表现的病证。

中医认为人体排便犹如舟行水中，形象地将粪便比喻成舟，舟能行走顺畅全赖风和水，即气和阴液。若气虚则推动无力，排便的动力就不足；阴液亏少则无以载舟，粪便运行就不顺畅。如年老体弱则气血两虚，阴液不足；思虑过度则日久伤脾，脾气不足，运化失常；多食辛辣，胃肠积热；饮食过少，气血乏源；情志失调，思虑过度则气机郁滞，通降失常。以上这些原因都会导致大便不畅。

## 临床表现

排便周期超过48小时，粪质坚硬，难以排空；或粪质黏滞，排便不利，排便时间延长。一般伴有腹胀、嗳气等。

# 施灸部位

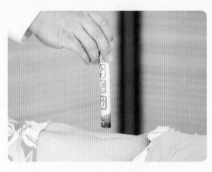

天枢穴：坐位或仰卧位，肚脐旁开约2横指处，按压有酸胀感。

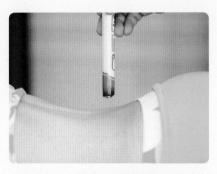

大肠俞穴：腰部，第四腰椎棘突下，旁开1.5寸（约2横指——食指和中指）。

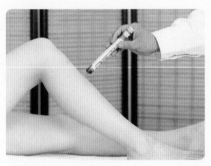

上巨虚穴：小腿外侧，足三里穴下3寸（约4横指）。

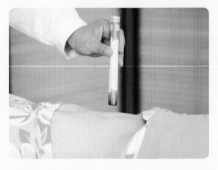

神阙穴：肚脐。

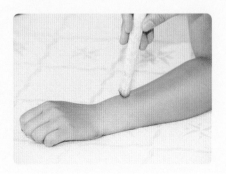

支沟穴：腕背横纹中点直上约3横指处，尺骨与桡骨之间。

## 操作

（1）温和灸，诸穴用艾条各灸10分钟，每日1次，7日为1个疗程。

（2）神阙穴可用艾炷做隔姜灸、隔盐灸等。小艾炷灸5～10壮，每日1次，3～5次为1个疗程。

## 注意事项

（1）便秘患者应养成良好的作息规律，尤其是排便规律，宜多运动。

（2）吃易消化的食物，忌食油腻、腥膻、生冷、粗硬的食物，多吃富含纤维素的水果、蔬菜，如香蕉、芹菜等。

（3）每次艾灸后若口干、口渴，要多喝温开水。

（4）经艾灸治疗3个疗程后，症状仍无明显好转者应及时就医。

# 06 泄泻

泄泻是以排便次数增多，粪质稀薄或完谷不化，甚至泻出水样便为特征的病证。本症可见于多种疾病，受病脏腑主要在脾、胃、大肠和小肠。本症的名称和分类很多，本书主要介绍暴泻和久泻两类。

泄泻一年四季均可发生，但以夏秋两季较多见。暴泻多因饮食没有节制，或进食生冷不洁之物造成，也可能是感受寒湿暑热之邪所致；久泻多由脾胃素弱，或久病气虚，外邪迁延日久等原因导致。

## 临床表现

本病以大便清稀为特征。或大便次数增多，粪质清稀；或便次不多，但粪质清稀，甚如水状；或大便稀薄，完谷不化。常兼有脘腹不适，食少纳呆，小便不利等症状。暴泻多起病急，变化快，泻下急迫，泻下量多；久泻则起病缓，泻下势缓，泻出量少，常有反复发作的趋势。

# 施灸部位

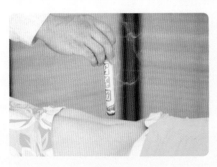

天枢穴：坐位或仰卧位，肚脐旁开约2横指处，按压有酸胀感。

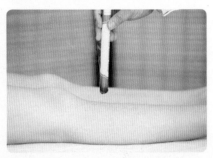

足三里穴：小腿外侧，外膝眼下3寸（约4横指）。

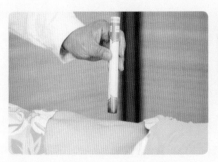

神阙穴：肚脐。

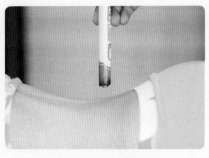

大肠俞穴：腰部，第四腰椎棘突下，旁开1.5寸（约2横指——食指和中指）。

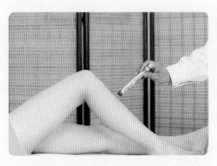

上巨虚穴：小腿外侧，足三里穴下3寸（约4横指）。

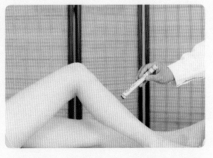

下巨虚穴：小腿外侧，上巨虚穴下3寸（约4横指）。

## 操作

（1）温和灸，各穴位灸10分钟左右，每日1次，以被灸者感到施灸处温热为宜，局部皮肤可有微红现象。一般2～3日可见效，见效后应隔日一灸，病愈即止。

（2）神阙穴可用艾炷做隔姜灸、隔盐灸等。小艾炷灸5～10壮，每日1次，3～5次为1个疗程。

## 注意事项

（1）调节情志，保持乐观的情绪，避免精神刺激。

（2）灸疗后饮少量温开水，可以在水中加少许食盐。

（3）养成良好的饮食、卫生习惯，饮食宜清淡，最好不要吃零食、快餐，以及生冷、油炸、烧烤的食物。

# 07 高血压

高血压是以体循环动脉血压增高，特别是以舒张压持续升高为主要表现的一种全身性慢性疾病。临床可分为原发性高血压和继发性高血压两种。本病的发病率较高，男女均可发病，尤其以中老年人发病为多。中医常把本病归属于眩晕、头痛的范畴。

中医认为高血压是因长期抑郁、精神过度紧张、饮酒过度，以及嗜食肥甘，导致肝肾阴阳失衡，不能保持相对平衡而引起的。高血压起病在肝，根源在肾，一般早期偏属肝阳上亢型，中期多为阴虚阳亢型，后期则多为阴阳两虚或阳虚型。

## 临床表现

本病以患者收缩压和舒张压升高为主要临床表现，安静状态下收缩压≥21.3千帕（160毫米汞柱），舒张压≥12.7千帕（95毫米汞柱），即可诊断为高血压。高血压病早期可伴有头晕、头胀、头痛、耳鸣、眼花、心悸、失眠多梦等症状。随着病情的加重和病程的延长，后期也可累及心、脑、肾等器官，出现相应的并发症状。严重者还可有突然晕倒、不省人事、半身不遂等表现。

# 施灸部位

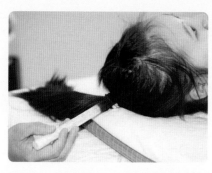

百会穴：头部正中，两耳尖连线的中点处取穴。

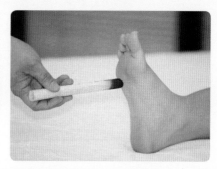

涌泉穴：足底前1/3处，足二趾和足三趾之间，足趾跖屈时呈凹陷处。

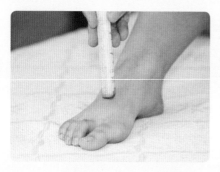

太冲穴：足背第一、第二脚趾间向上推，至两骨联合缘凹陷中（交叉处上约2横指）处，即是本穴。

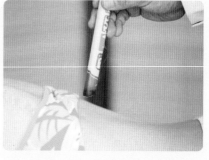

肝俞穴：由平双肩胛骨下角之椎骨（第七胸椎），往下推2个椎骨，即第九胸椎棘突下凹陷处，旁开约2横指（食指、中指）处。

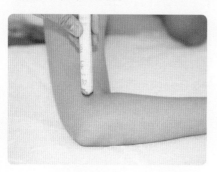

曲池穴：屈肘90度，肘横纹外侧端外凹陷中，即是本穴。

## 操作

温和灸或雀啄灸，各穴位灸10～20分钟，每日1次，以施灸处感到温热为宜，局部皮肤可有微红现象。10日为1个疗程，疗程间休息2～3日。

## 注意事项

（1）艾灸治疗原发性高血压有一定疗效，但是出现高血压危象患者应立即采取紧急措施。

（2）保持情绪稳定，心情舒畅。

（3）饮食宜清淡，少食多餐，避免过饱，忌食辛辣，忌烟酒。

# 08 / 糖尿病

糖尿病是一组以高血糖为特征的内分泌—代谢性疾病。糖尿病在中国的发病率达到2%，据统计，中国已确诊的糖尿病患者达4 000万，并以每年100万的速度递增。

中医认为本病属消渴范畴，常由饮食不节、情志失调、劳欲过度等原因，造成阴虚燥热、津液匮乏、气阴两伤或阴阳两虚而发病，同时也与遗传有关。

## 临床表现

主要表现为多饮、多尿、多食、消瘦，可伴有疲乏无力、皮肤瘙痒、汗出、视力模糊、肢体麻木、伤口难愈合、免疫力下降等症状。烦渴多饮、口干舌燥、尿量频多、舌边尖红、苔薄黄、脉洪数，为肺热津伤，属上消；多食善饥、口渴尿多、形体消瘦、大便干燥、苔黄、脉滑实有力，为胃热炽盛，属中消；尿频尿多、浊如膏脂，或尿甜、腰膝酸软、乏力、头晕耳鸣、口干唇燥、皮肤干痒、舌红、苔少、脉细数，为肾阴亏虚，属下消。

# 施灸部位

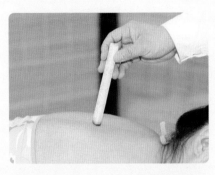

肺俞穴：低头找颈项部最高骨（第七颈椎），向下数3个椎体即第三胸椎棘突下凹陷处，旁开约2横指（食指、中指）处。

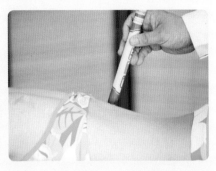

脾俞穴：背部，第十一胸椎棘突下，旁开1.5寸（约2横指——食指和中指）。由平双肩胛骨下角之椎骨（第七胸椎），往下推4个椎骨，即第十一胸椎。

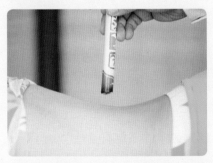

肾俞穴：腰部，第二腰椎棘突下，旁开1.5寸（约2横指——食指和中指）。

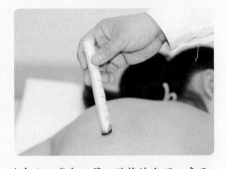

胰俞穴：背部，第八胸椎棘突下，旁开1.5寸（约2横指——食指和中指）。由平双肩胛骨下角之椎骨（第七胸椎），往下推1个椎骨，即第八胸椎。

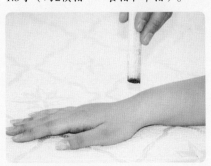

阳池穴：腕背横纹中点即是本穴。

## 操作

可用温和灸或雀啄灸，各穴位灸10～20分钟，每日1次，以施灸处感到温热为宜，局部皮肤可有微红现象。10日为1个疗程，疗程间休息2～3日。

## 注意事项

（1）节制饮食，少吃含糖食品，有基础治疗的作用。在保证身体合理需要的情况下，应限制主食、油脂食物的摄入，忌食糖类、辛辣刺激之品。饮食宜以适量米、麦、杂粮，配以蔬菜、豆类、肉、鸡蛋等，进餐要定时定量。

（2）戒烟、酒、浓茶及咖啡等。

（3）糖尿病患者非常容易并发感染，所以施灸前应对穴位进行常规消毒，施灸后在所灸部位涂上消炎膏，避免感染。

（4）保持情志平和。生活要有规律，固定作息时间。

# 09 中风后遗症

　　中风也叫脑卒中，是中医学对急性脑血管疾病的统称。它是以突然昏倒，不省人事，伴发口角歪斜、语言不利，甚至半身瘫痪不能行动为主要症状的一类疾病。本病发病率高、死亡率高、致残率高、复发率高、并发症多，所以医学界把它同冠心病、癌症并列称为威胁人类健康的三大疾病。

## 临床表现

　　主要表现为半身不遂，可伴有肢体无力、语言不利、口角歪斜、面色萎黄无华、舌体不正等症状。中风后遗症最常见的后果就是"三偏"、言语障碍、吞咽障碍、认知障碍、日常活动能力障碍以及大小便障碍。

# 施灸部位

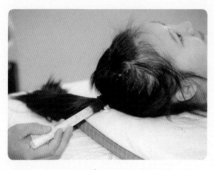

百会穴：头部正中，两耳尖连线的中点处取穴。

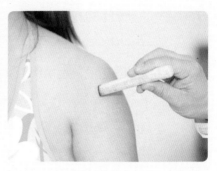

肩髃穴：上臂外展至水平位，在肩部高骨外的肩关节部位会出现两个凹陷，前面的凹陷是本穴。

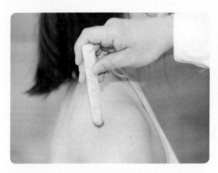

肩髎穴：上臂外展至水平位，在肩部高骨外的肩关节部位会出现两个凹陷，后面的凹陷是本穴。

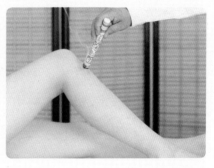

阳陵泉穴：在小腿外侧，游离的高骨（腓骨小头）前下方即是本穴。

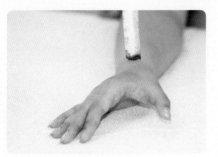

合谷穴：在手背处，拇食二指合拢，拇指食指中间肌肉隆起最高处。

## 操作

可用温和灸或雀啄灸，各穴位灸10～20分钟，每日1次，以施灸处感觉温热为宜，局部皮肤可有微红现象。10日为1个疗程，疗程间休息2～3日。

## 注意事项

（1）艾灸治疗的同时，应配合恢复功能性的锻炼，以恢复肌肉、关节功能。

（2）戒烟限酒，要低盐低脂饮食。

（3）将血压严格控制在140／90毫米汞柱以下，防止二次中风的发生，年龄越小，控制得要越严格，最好每天监测血压变化，至少每周测一次血压。

（4）保持心情舒畅，避免情绪过激，同时多吃纤维含量高的蔬菜和水果，防止便秘。

# 10　颈椎病

　　颈椎骨性关节病简称颈椎病，是指颈椎间盘退行性病变及颈椎骨质增生，刺激或压迫了邻近的脊髓、神经根、血管及交感神经，并由此产生颈、肩、上肢一系列表现的疾病。

　　现代医学将颈椎病分为六型，即颈型、神经根型、脊髓型、椎动脉型、交感型和混合型。

## 临床表现

　　颈部酸胀疼痛明显，伴颈部活动受限，肩背僵硬。寒湿阻络者可见短暂性上肢感觉异常，上肢发凉，舌淡苔白腻有齿痕，脉弦紧；血瘀阻络者可见上肢麻木，感觉异常，舌紫暗有齿痕，脉弦涩；肝肾不足者可见头晕、耳鸣、耳聋，颈项、手足心等部位多汗，舌红少苔，脉细数。

# 施灸部位

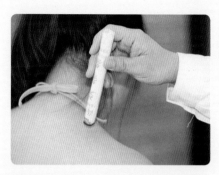

肩井穴：在肩上，低头时颈项部最高骨（第七颈椎）与肩峰端连线中点。

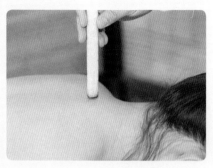

大杼穴：大椎穴往下推1个椎骨，其下缘旁开约2横指（食指、中指）处。

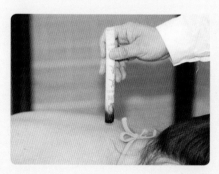

大椎穴：颈部最高骨，即第七颈椎棘突下。

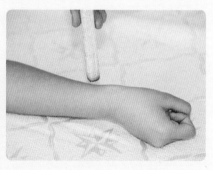

列缺穴：在前臂桡侧，桡骨茎突上方，腕第一横纹上1.5寸。

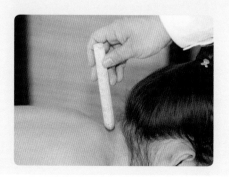

颈椎夹脊穴：每个颈椎棘突下旁开半指（拇指）处。

## 操作

可用温和灸、雀啄灸、回旋灸交替操作，每穴操作5～10分钟，每日1次，以施灸处感到温热为宜，局部皮肤可有微红现象。5～7天为1个疗程。

## 注意事项

（1）艾灸治疗颈椎病有较好的疗效，配合针刺效果更佳。

（2）睡觉时枕头的高度要合适，以自己的一拳到一拳半的高度为宜，同时注意肩颈部的保暖。

（3）适当做颈部前屈、后伸、侧屈的运动，还可以放风筝、游泳（仰泳）等。

（4）每天可枕瓶子半小时，或将大粒盐炒热后装在布袋里热敷颈项部。

# 11 腰痛

腰痛是指一侧或双侧腰部疼痛，甚至痛连脊骨的一类病证。本证常见于西医的腰部软组织损伤、腰椎病变及部分内脏病变。

## 临床表现

疼痛部位在腰脊中部，为督脉病证；在腰脊两侧，为足太阳经证；腰眼（肾区）隐隐作痛，起病缓慢，或酸多痛少，乏力易倦，脉细者，为足少阴经证，即肾虚腰痛；兼有腰部受寒史，值天气变化或阴雨风冷时加重，腰部冷痛重着、酸麻，或拘挛不可俯仰，或痛连臀腿者，为寒湿腰痛；腰部有劳伤或陈伤史，劳累、晨起、久坐加重，腰部两侧肌肉触之有僵硬感，痛处固定不移者，为瘀血腰痛。

# 施灸部位

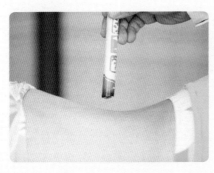

肾俞穴：腰部，第二腰椎棘突下，旁开1.5寸（约2横指——食指和中指）。

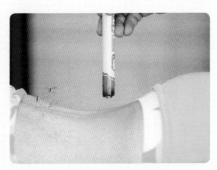

大肠俞穴：腰部，第四腰椎棘突下，旁开1.5寸（约2横指——食指和中指）。

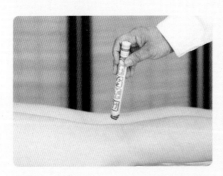

委中穴：在膝盖背面，腘窝横纹中点处。

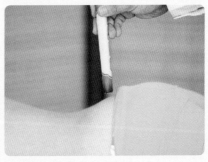

腰眼穴：腰部，第四腰椎棘突下，旁开约3.5寸（约4指半）凹陷中。

## 操作

可用温和灸、雀啄灸、回旋灸交替操作，每穴操作5～10分钟，每日1次，以施灸处感觉温热为宜，局部皮肤可有微红现象。5～7天为1个疗程。

## 注意事项

（1）艾灸治疗期间要静养休息，不要做剧烈运动和繁重的体力劳动，纠正不良的立姿和坐姿，节制房事，注意腰腿部的防寒保暖。

（2）对于椎间盘突出引起的腰痛可配合针灸、推拿、牵引、热敷等治疗。

（3）适当做腰背肌的锻炼，如"小燕飞""拱桥式""平板支撑"等。

# 12／ 肩周炎

肩周炎是指肩关节囊及关节周围软组织因劳损、退行性病变、风寒湿侵袭等因素导致的一种慢性非特异性炎症。临床上以肩关节周围疼痛、活动功能障碍、肌肉萎缩为主要特征。本病好发于50岁以上的中老年人，女性发病率高于男性，故有五十肩、肩凝症、肩关节粘连症、冻结肩之称。

## 临床表现

临床上肩周炎发展过程可分为三期，即炎症期、粘连期和肌肉萎缩期。炎症期由于局部渗出、充血、水肿明显，局部张力增加，刺激神经末梢，所以会有剧烈的疼痛感，此期以肩关节前、上、后方出现疼痛为主要表现；粘连期，关节囊及周围软组织会广泛性粘连，导致活动功能障碍，此期疼痛明显减轻，而关节主动活动和被动活动，如前屈、后伸、外展，都会伴有不同程度的活动受限；肌肉萎缩期，由于粘连日久，关节处肌肉出现废用性萎缩，尤以三角肌、冈上肌萎缩明显，萎缩的程度与病程的长短有关，此期肩关节的疼痛和粘连症状减轻，肩关节周围的肌肉出现萎缩现象。

# 施灸部位

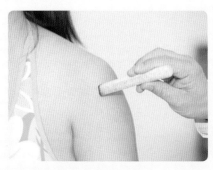

肩髃穴：上臂外展至水平位，在肩部高骨外的肩关节部位会出现两个凹陷，前面的凹陷是本穴。

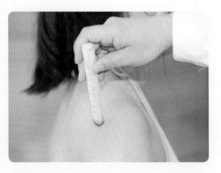

肩髎穴：上臂外展至水平位，在肩部高骨外的肩关节部位会出现两个凹陷，后面的凹陷是本穴。

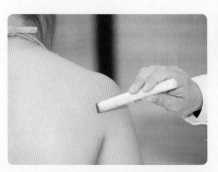

肩贞穴：臂内收时，腋后纹头直上1寸，按后有酸胀感。

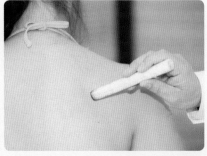

天宗穴：正坐垂肩，在肩胛冈中点与肩胛骨下角连线的上1/3与下2/3交点的凹陷中，按压后有酸胀感。

阿是穴：在肩前、肩上及肩后压痛取穴。

## 操作

可用温和灸、雀啄灸、回旋灸交替操作，每穴操作5~10分钟，每日1次，以施灸处感到温热为宜，局部皮肤可有微红现象。5~7天为1个疗程。

## 注意事项

（1）注意肩部保暖，避免风寒刺激。

（2）初期患肩应减少活动量，以免炎性渗出增多。

（3）中后期患者肩关节疼痛减轻、肿胀消除后，应在医生指导下坚持关节功能锻炼。同时做主动功能锻炼，如每天完成壁虎爬墙、梳背头等动作30~50次。

# 13 痛经

痛经指女性经期前后或行经期间，出现下腹部痉挛性疼痛，并有全身不适，严重影响日常生活的病症。本病青年女性多见。

## 临床表现

经期或行经前后下腹部、腰骶部疼痛。

多在经前或经期兼见腹痛，疼痛剧烈，拒按，经色紫红或紫黑，有血块，血块排出后疼痛缓解者，属实证。实证又分为几类：经前伴有乳房胀痛，舌有瘀斑，脉细弦者，为气滞血瘀型；腹痛有冷感，得温热疼痛可缓解，月经量少，色紫黑有块，苔白腻，脉沉紧者，为寒湿凝滞型；经量多，质稠，色鲜红或发紫，有小血块，乳胁疼痛，小便短赤，带下黄稠，舌红，苔黄腻，脉弦滑数者，为肝经郁热型。腹痛多在经后，小腹绵绵作痛，少腹柔软喜按，月经色淡、量少，属虚证。虚证多为气血不足型，患者多面色苍白或萎黄，倦怠无力，头晕眼花，心悸，舌淡，舌体胖大边有齿痕，脉细弱。

# 施灸部位

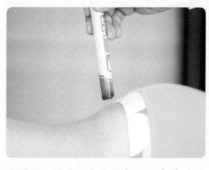

次髎穴：俯卧，先找髋部两侧高骨（髂后上棘），其下1横指，再内1横指处就是此穴。

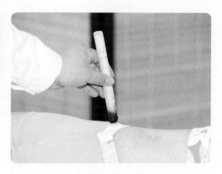

关元穴：位于前正中线上，脐下3寸处取穴。

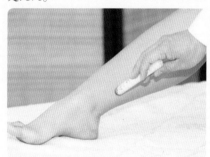

三阴交穴：在内踝高骨（内踝尖）直上约4横指处，胫骨内侧面后缘，按压有酸胀感。

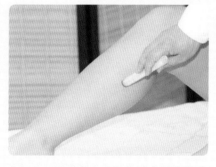

地机穴：阴陵泉穴（拇指沿小腿内侧骨头的内缘向上推，直到膝关节下方，遇到阻挡，此凹陷处就是穴位）下3寸（约4横指）。

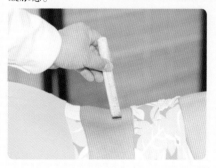

十七椎穴：第五腰椎棘突下凹陷处。后背髋部两侧高骨（髂后上棘）连线与脊柱相交所在的椎体为第四腰椎，向下推一个椎体即第五腰椎。

## 操作

可使用艾条或太乙神针，在穴位上交替施以温和灸、雀啄灸和回旋灸。每主穴操作5～10分钟，配穴操作3～5分钟，以患者汗出为佳。或用艾炷隔物灸，每穴灸3～5壮或5～10分钟。每日1次，5～7天为1个疗程。

## 注意事项

（1）艾灸对原发性痛经有显著疗效。治疗宜从经前3～5天开始，直到月经末期。一般可连续治疗2～4个月经周期。

（2）对继发性痛经，用艾灸疗法减轻症状后，应及时确认原发病因，如子宫肌瘤、盆腔炎等，再对症治疗。

（3）经期应避免精神刺激和过度劳累，防止受凉或过食生冷食物。

（4）保持心情舒畅，可以听舒缓的音乐，避免产生紧张、恐惧的心理。

# 14 / 月经不调

女性月经不调指的是月经的周期、经色、经量、经质出现异常改变，并伴有其他症状。

## 临床表现

### 1. 月经提前

或兼量多，色淡质稀，神疲肢倦，气短懒言，小腹空坠，纳少便溏，舌淡红，苔薄白，脉缓弱；或兼腰酸腿软，头晕耳鸣，小便频数，面色晦黯或有黯斑，舌淡，苔薄白，脉沉细；或兼量多，色紫红，质稠，心胸烦闷，渴喜冷饮，大便燥结，小便短赤，面色红赤，舌红，苔黄，脉滑数。

### 2. 月经错后

经期错后，量少，色淡，质清稀，或兼腰酸腿软，头晕耳鸣，带下清稀，面色晦黯，舌淡黯，苔薄白，脉沉细；或经期错后，量少，经色紫黯有块，小腹冷痛拒按，得热痛减，畏寒肢冷，舌黯，苔白，脉沉紧或沉迟。

### 3. 月经量多

或兼色淡红，质清稀，神疲体倦，气短懒言，小腹空坠，面色㿠白，舌淡，苔薄，脉缓弱；或兼色鲜红或深红，质黏稠，口渴饮冷，心烦多梦，尿黄便结，舌红，苔黄，脉滑数。

### 4. 月经量少

经来量少，不日即净，或点滴即止。或兼血色淡黯，质稀，腰酸腿软，头晕耳鸣，小便频数，舌淡，苔薄，脉沉细；或兼经色淡红，质稀，头晕眼花，心悸失眠，皮肤不润，面色萎黄，舌淡，苔薄，脉细无力；或兼经色黯红，小腹冷痛，得热痛减，畏寒肢冷，面色青白，舌黯，苔白，脉沉紧。

## 施灸部位

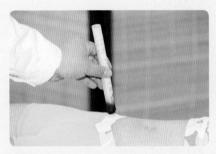

关元穴：位于前正中线上，脐下3寸处取穴。

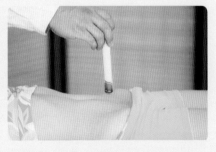

气海穴：位于前正中线上，脐下1.5寸（约2横指）。

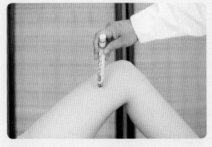

血海穴：屈膝，以左手掌心按于右膝髌骨上缘处，第二至第五指向上伸直，拇指约呈45°斜置，拇指尖下即是此穴。

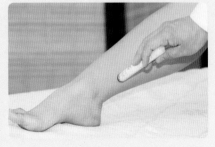

三阴交穴：在内踝高骨（内踝尖）直上约4横指处，胫骨内侧面后缘，按压有酸胀感。

## 操作

可使用艾条或太乙神针，在穴位上交替施以温和灸、雀啄灸和回旋灸。每穴操作5~10分钟，以患者汗出为佳。或用艾炷隔物灸，每穴灸3~5壮或5~10分钟。每日1次，5~7天为1个疗程。

## 注意事项

（1）生活要有规律，避免熬夜、过度劳累等。

（2）经期切勿冒雨涉水，无论何时都要避免使小腹受寒。

（3）补充足够的铁质，以免发生缺铁性贫血。多吃乌骨鸡、羊肉、鱼子、虾、猪羊肾脏、淡菜、黑豆、海参、核桃仁等滋补性的食物。

（4）如果月经不调是由于心情不舒畅、压力大造成的，则必须调整好自己的心态，这对治疗非常重要。

# 15 过敏性鼻炎

过敏性鼻炎又称为变态反应性鼻炎，简称变应性鼻炎。习惯上，人们将该病分为季节性和常年性两种临床类型。近年来，随着环境污染的加剧，过敏性鼻炎的患病率也逐年上升。

## 临床表现

过敏性鼻炎的突出症状是喷嚏频作，呈发作性和阵发性，同时流大量清稀的鼻涕，发作期内甚至长流不止，鼻内痒感明显，常常伴有鼻堵塞。同时可伴有头痛，流泪，眼睑有肿胀感，眼痒并有异物感，皮肤、颚部、咽部发痒等症状。花粉过敏患者的临床表现与此大致相同，只是眼部症状相对较重，眼部发痒症状出现率是室尘所致过敏性鼻炎患者的7倍。

常年性过敏性鼻炎的主要症状是喷嚏，鼻痒，鼻堵塞，流清涕，部分患者还可以伴有嗅觉减退。患者病程越长，嗅觉减退得越明显。但是眼痒、流泪、咽痒、耳痒、颚痒等症状不如花粉过敏的患者明显。相当一部分患者可能合并喘鸣，对环境湿度改变、粉尘、刺激性气体等非特异性刺激非常敏感。长期鼻堵塞可导致腺样体面容，患儿常有将鼻尖上推的习惯性动作，以致鼻背部皮肤出现横纹皱褶。

# 施灸部位

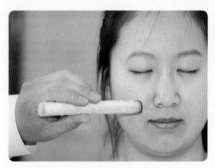

迎香穴：鼻唇沟内，鼻翼旁0.5寸。

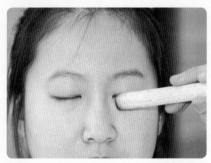

鼻通穴：又称上迎香穴，当鼻翼软骨与鼻甲的交界处，鼻唇沟上端。

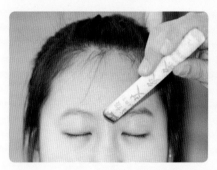

印堂穴：在额部，两眉头连线中点。

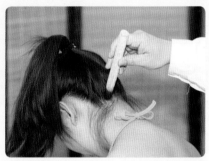

风池穴：后发际上1寸，当胸锁乳突肌与斜方肌上端之间的凹陷中。

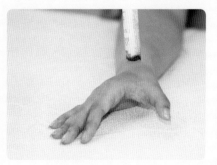

合谷穴：在手背处，拇食二指合拢，拇指与食指中间肌肉隆起最高处。

## 操作

可使用艾条在穴位上交替施以温和灸、雀啄灸和回旋灸，每穴操作5～10分钟，每日1次，以施灸处感到温热为宜，局部皮肤可有微红现象。5～7天为1个疗程。亦可用无烟艾条灸。

## 注意事项

（1）适当改善生活环境，避免接触过敏原，对花粉过敏者，在花粉播散期间，应避免去野外活动。有条件的家庭，在发病季节可以使用空气净化器，并紧闭门窗。不宜在居室内种养花卉。

（2）适当调整工作环境，不要在办公室内存放旧报纸、杂志等，如有书柜、陈列柜等应当保持关闭状态。

（3）调节心理状况，过敏性鼻炎的发作与免疫功能的强弱关系密切。生活中情感因素的变化可能影响免疫功能，使过敏性鼻炎的症状出现一定的波动。因此，要调节好心理状况，尽量保持一种积极向上的精神状态，这对康复有一定的积极作用。

（4）适当改变饮食习惯，避免食用会导致过敏的食物。忌食寒凉生冷、油炸的食物，及农药残留多的蔬菜、水果。

# Chapter 4
## 灸出好身材，再现好气色

艾灸除了能治疗疾病，还能美容美体。对于一些面部和肥胖问题都能起到良好的作用。

# 01 青春痘

青春痘，多发生于颜面、胸、背等处，以丘疹如刺，可挤出白色碎米样粉汁为主要临床表现。是毛囊、皮脂腺的慢性炎症。

发病原因比较复杂，主要与雄性激素、皮脂分泌增多，毛囊皮脂腺导管异常角化，痤疮丙酸杆菌增殖及遗传因素有关。部分患者的发病还与免疫功能降低，化妆品、饮食刺激和内分泌紊乱等因素有关。

## 临床表现

初起为疙瘩，形如粟米，是与毛孔分布一致的小丘疹或黑头丘疹，周围色赤肿痛，用手挤压，有米粒样白色粉汁，有的顶部有小脓疱，有的可形成脂瘤或疖肿。本病多见于青春期男女，发育期过后大都会减轻或自然痊愈。成年后的男女也可发病。

# 施灸部位

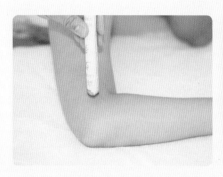

曲池穴：屈肘90度，肘横纹外侧端外凹陷处。

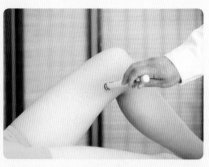

血海穴：屈膝，以左手掌心按于右膝髌骨上缘处，第二至第五指向上伸直，拇指约呈45°斜置，拇指尖下即是此穴。

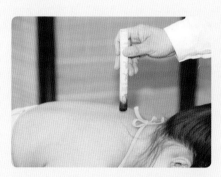

大椎穴：颈部最高骨即第七颈椎棘突下。

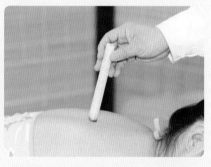

肺俞穴：低头找颈项部最高骨（第七颈椎），向下数3个椎体即第三胸椎棘突下凹陷处，旁开约2横指（食指、中指）处。

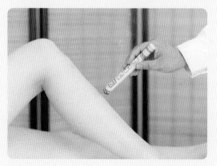

丰隆穴：坐位屈膝，膝盖背面横纹中点与外踝高骨（外踝尖）连线的中点，距胫骨外侧缘2横指（中指）处。

## 操作

可使用艾条或太乙神针，在穴位上交替施以温和灸、雀啄灸和回旋灸，每穴操作5～10分钟，以患者汗出为佳。或用艾炷隔物灸，每穴灸3～5壮或5～10分钟，每日1次，5～7天为1个疗程。

## 注意事项

（1）不要过食辛辣、油腻等刺激性食物，多食蔬菜、水果，多喝水，保持大便通畅。

（2）工作注意劳逸结合，保持心情舒畅。

（3）处理粉刺时不要用手乱挤捏，防止感染。

（4）常用温水和硫磺皂洗脸。

（5）注意每天作息时间要有规律，尽量不要熬夜，保证足够的睡眠。

## 02 黄褐斑

黄褐斑是一种发生在颜面部的色素沉着斑。其皮损常对称分布于面部，以颧部、颊部及鼻、前额、颏部为主，一般不累及眼睑和口腔黏膜。中医称本病为黧黑斑、面尘、蝴蝶斑、肝斑等。

## 临床表现

女性多见，尤其好发于育龄期妇女，男性也可发生。主要表现为淡褐色或深褐色的色素斑，边缘清楚或呈弥漫性，局部无炎症及鳞屑，也无自觉症状。色斑颜色可随内分泌、日晒等因素的变化而稍有变化，部分患者分娩后或停服避孕药后可缓慢消退，但大多数患者病程难以确定，可持续数月，甚至数年。黄褐斑会影响面部美观，日久会对患者身体、心理产生影响。

# 施灸部位

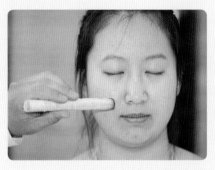

迎香穴：鼻唇沟内，鼻翼旁0.5寸。

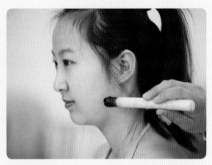

颊车穴：下颌角前上方约1横指，当咀嚼时咬肌隆起高点处，放松时按之有酸胀感。

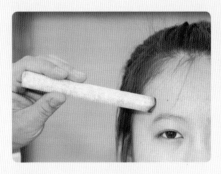

鱼腰穴：在前额部，瞳孔直上，眉毛中央处。

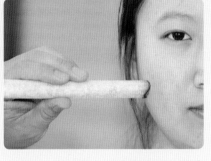

颧髎穴：在面部，眼外角直下，颧骨最高点下缘可触及一凹陷，按压有明显酸胀感。

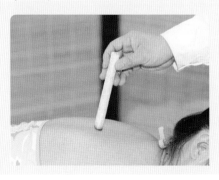

肺俞穴：低头找颈项部最高骨（第七颈椎），向下数3个椎体即第三胸椎棘突下凹陷处，旁开约2横指（食指、中指）处。

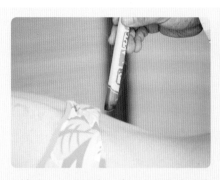 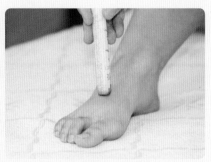

肝俞穴：由平双肩胛骨下角之椎骨（第七胸椎），往下推2个椎骨，即第九胸椎棘突下凹陷处，旁开约2横指（食指、中指）处。

太冲穴：足背第一、第二脚趾间向上推，至两骨联合缘凹陷中（交叉处上约2横指处），即是本穴。

阿是穴：皮损区。

## 操作

可使用艾条或太乙神针，在穴位上交替施以温和灸、雀啄灸和回旋灸。每穴操作5～10分钟，以患者汗出为佳。5～7天为1个疗程。或用梅花针加灸，每日或隔日灸1次，10次为1个疗程。

## 注意事项

（1）在温水中加入食醋一汤匙，趁温热湿敷，每次15～30分钟。日久有促使色素减退的作用。

（2）如是避孕药引起的黄褐斑，可停止服药。

（3）高血压，糖尿病患者应少吃芹菜、香菜、胡萝卜等感光性强的食物。

（4）应尽量避免强烈日光的直射，少食用带深色素的食品，如酱油、咖啡等，外出注意自我防护。

（5）常吃鲜莴苣、蛋黄、芝麻、带谷皮的粮食等富含维生素E的食物，还要多吃柑橘、西红柿、嫩辣椒、小萝卜等富含维生素C的食物。

# 03 / 鱼尾纹

鱼尾纹是指在人的眼角和鬓角周围出现的皱纹，纹路与鱼尾巴上的条纹很相似，故被形象地称为鱼尾纹。鱼尾纹是面部皮肤老化的标志，微笑时由外眦区域放射而出，随着年龄的增长，在没有面部表情时也会出现。

## 临床表现

以眼角和鬓角皱纹增多为主要临床表现，微笑时可更加明显，同时可伴有皮肤弹性下降、颜色晦暗、肌肉松弛等问题，还可能伴有全身症状，如情绪低落、易怒、全身乏力等。

## 施灸部位

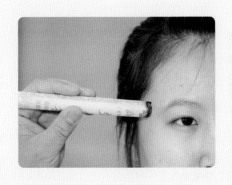

丝竹空穴：在面部，眉梢凹陷中，按压有酸胀感。

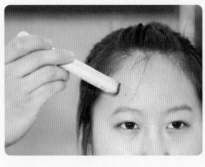

阳白穴：正坐位，在头部，眉毛中点直上1横指处，按压有酸胀感。

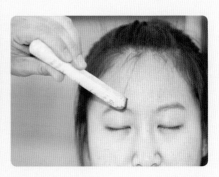

攒竹穴：从眼内角向上推，眉端凹陷处。

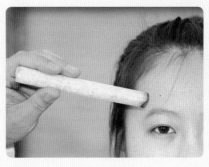

鱼腰穴：在前额部，瞳孔直上，眉毛中央处。

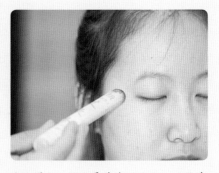

瞳子髎穴：眼眶骨外缘凹陷处，距眼外角0.5寸（约半横指）。

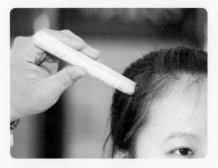

头维穴：以手指触及额角发际前上部，咀嚼或咬牙肌肉运动处。

## 操作

可使用艾条在穴位上交替施以温和灸、雀啄灸和回旋灸。每穴操作5～10分钟，以患者汗出为佳。每日1次，5～7天为1个疗程。注意防止烫伤。

## 注意事项

（1）多按摩眼睛周边穴位，促使血液循环加速，以使眼部周围气血通畅。

（2）每天可用指压法按摩鱼尾纹较多的部位：用食指、中指、无名指先压眼眉下方3次，再压眼眶下方3次。每日可做数次。

（3）适当使用一些眼霜以帮助增加眼部肌肤的弹性，保持眼周皮肤水分平衡。

（4）改掉日常生活中的一些不良习惯，如经常眯眼看东西，或是躺着看书，用脏手揉眼睛等，这样容易引发眼部问题，出现鱼尾纹。

（5）保持心情舒畅，学会通过运动等方式缓解自己的压力。

# 眼袋

眼袋是指眼睑皮肤松弛、眼轮匝肌过度肥厚，或眶内脂肪球堆集，致使眼睑下垂，局部隆起如袋状的问题。眼睑皮肤老化通常从30岁开始，随着年龄增长而日趋明显。老化速度具有明显的个体差异和种族差异性，并受到内外环境综合因素的影响。

中医认为眼袋的形成与人体的脾胃功能有直接的关系，尤其是脾脏功能的好坏，直接影响到肌肉功能和体内脂肪的代谢。

## 临床表现

下眼睑的皮肤松弛，支持力下降，脱垂如袋。同时可伴有全身症状，如面色灰暗没有光泽，面部肌肉弹性降低，疲倦无力，舌淡白边有齿痕，脉弦滑，等等。

# 施灸部位

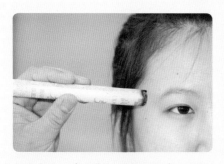

丝竹空穴：在面部，眉梢凹陷中，按压有酸胀感。

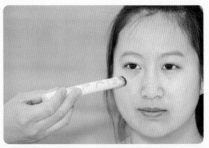

四白穴：在面部，眼眶中点向下约半横指外，可触及一凹陷，按之有酸胀感，即是此穴。

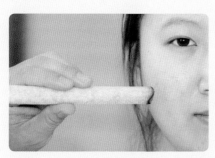

颧髎穴：在面部，眼外角直下，颧骨最高点下缘可触及一凹陷，按压有明显酸胀感。

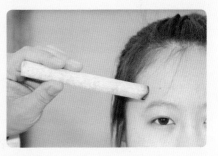

鱼腰穴：在前额部，瞳孔直上，眉毛中央处。

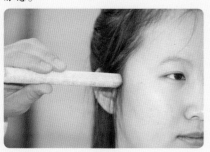

上关穴：在耳前，颧弓上缘凹陷处。

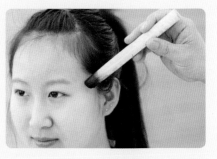

太阳穴：眉梢与目外眦之间，向后1横指的凹陷处。

## 操作

可使用艾条在穴位上交替施以温和灸、雀啄灸和回旋灸，每穴操作5～10分钟，以施灸处局部潮红为佳。每日1次，5～7天为1个疗程。注意防止烫伤。

## 注意事项

（1）多按摩眼睛周边穴位，促使血液循环加速，以使眼部周围气血通畅。

（2）多吃鱼类、动物肝脏、胡萝卜、番茄、马铃薯、豆类等富含维生素A和维生素$B_2$的食物。

（3）适当使用一些眼霜以帮助增加眼部肌肤的弹性，保持眼周皮肤水分平衡。

# 05

# 丰胸

　　胸部先天发育不良、摄入营养不足、情志失常、工作和生活压力等诸多因素都会导致乳房瘦小，影响女性的形体与健康。日久会产生自卑、抑郁等诸多心理问题。

## 临床表现

　　女性乳房瘦小，弹性下降，局部有硬节或压痛，严重者可出现乳房下垂、萎缩等症状。同时可伴有全身症状，如面色淡白、烦躁易怒、腰膝酸软、脉细弱等。

## 施灸部位

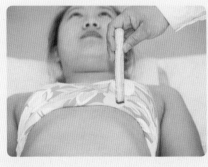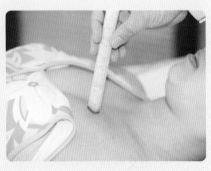

乳根穴：从乳头沿垂直线向下推1个肋间隙，按压有酸胀感。

屋翳穴：第二肋间隙中，距前正中线4寸。

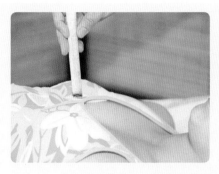

膻中穴：身体前正中线上，两乳头连线中点处。

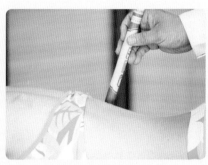

脾俞穴：背部，第十一胸椎棘突下，旁开1.5寸（约2横指——食指和中指）。由平双肩胛骨下角之椎骨（第七胸椎），往下推4个椎骨，即第十一胸椎。

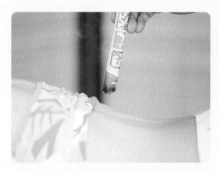

胃俞穴：由平双肩胛骨下角的椎骨（第七胸椎），往下推5个椎骨，即第十二胸椎棘突下凹陷处，旁开约2横指（食指、中指）处。

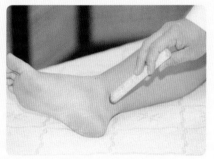

太溪穴：由足内侧高骨（内踝尖）往后推至凹陷处（大约内踝尖与跟腱间的中点），即是本穴。

## 操作

可使用艾条在穴位上交替施以温和灸、雀啄灸和回旋灸。每穴操作5～10分钟，以患者汗出为佳。每日1次，5～7天为1个疗程。注意防止烫伤。

## 注意事项

（1）多食用动物蛋白、植物蛋白丰富的食物，如瘦猪肉、牛肉、牛奶、鸡蛋和豆类制品等。

（2）保持心情舒畅，积极排除及治疗原发病，如乳腺增生、乳腺炎等。

（3）生活要有规律，注意休息，坚持锻炼身体。

# 06

# 腹部肥胖

　　腹部肥胖多以腹部肌肉松弛、赘肉增多为特点。三餐饮食不规律、热量摄入过多、缺少运动、女性生育等都会导致腹部肥胖。

## 临床表现

　　腹部肥胖，肌肉松弛，赘肉增多，疲倦乏力，动则气喘，多汗，腰痛，便秘，等等。除有以上表现外，还可伴有嗜睡、食欲亢进、容易饥饿、心脏扩大、心力衰竭，以及闭经、阳痿、不育等性功能异常，严重者还可出现糖尿病、高血压病、冠心病、高脂血症等严重并发症。腹部肥胖常分为苹果型肥胖和梨型肥胖，其中的苹果型肥胖即俗称的水桶腰，脂肪主要聚集在腹部，会直接影响健康，容易引起心脑血管方面的疾病。

## 施灸部位

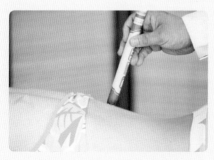

脾俞穴：背部，第十一胸椎棘突下，旁开1.5寸（约2横指——食指和中指）。由平双肩胛骨下角之椎骨（第七胸椎），往下推4个椎骨，即第十一胸椎。

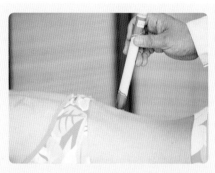

胃俞穴：由平双肩胛骨下角的椎骨（第七胸椎），往下推5个椎骨，即第十二胸椎棘突下凹陷处，旁开约2横指（食指、中指）处。

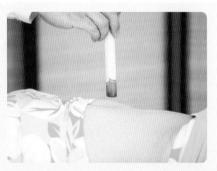

中脘穴：仰卧位，在上腹部，前正中线上，脐中与胸剑联合部（心口窝上边）中点。

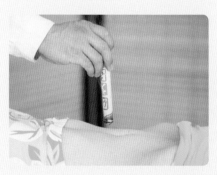

水分穴：肚脐中心向上1寸（约1横指）处。

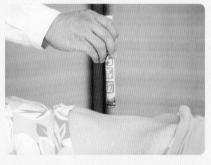

滑肉门穴：肚脐中心向上1寸（约1横指），旁开约2横指，按之有酸胀感。

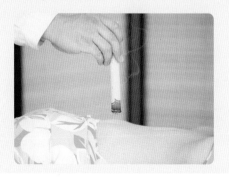

梁门穴：仰卧位，在上腹部，前正中线上，脐中与胸剑联合部（心口窝上边）中点，旁开约2横指处。

## 操作

可用普通艾条或雷火针灸进行治疗，操作5~10分钟，以患者汗出为佳。每日1次，5~7天为1个疗程。也可用艾炷隔姜灸，每次取3~5穴。每次3~5壮，隔日1次。具体操作时，注意选择合适的施灸体位。

## 注意事项

（1）艾灸疗法配合腹部排针治疗腹部肥胖的效果较好。

（2）养成规律的饮食习惯，三餐定时定量，早餐要饱，午餐要好，晚餐要少。

（3）少吃或不吃零食、甜食，不喝碳酸饮料，减少高脂肪、高热量食物的摄入，饮食以清淡为主，避免暴饮暴食。

（4）适当运动，可散步、骑自行车、游泳。在家里可以做仰卧起坐、俯卧撑、平板支撑等来减少腹部赘肉。

# 07

# 腿部塑形

人人都希望拥有修长的美腿，腿部的长度过短会给人身材矮小、比例失调的感觉，如果腿部赘肉过多、大腿与小腿粗细不均匀也会影响美观。艾灸疗法对腿部塑形有重要的作用。

## 临床表现

大腿粗，臃肿，脂肪多，皮肤弹性差；小腿指数（小腿长度÷身高×100）低于21.9；腿肚肌肉和脂肪很丰厚，两腿并拢时无间距。同时可伴有气短懒言、自汗、乏力等全身症状。

## 施灸部位

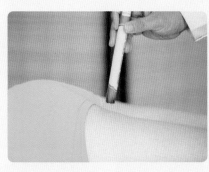

承扶穴：大腿后侧，臀横纹中点处。

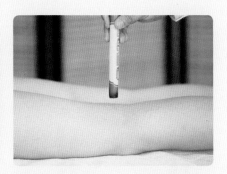

委中穴：在膝盖背面，腘窝横纹中点处。

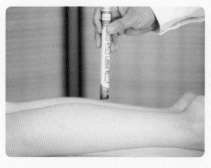

承山穴：腘窝横纹中点与外踝尖连线中点处。当伸直小腿或足跟上提时腓肠肌肌腹下出现尖角凹陷处。

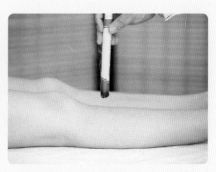

足三里穴：小腿外侧，外膝眼下3寸（约4横指）。

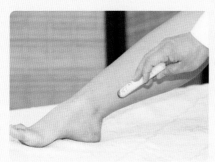

三阴交穴：在内踝高骨（内踝尖）直上约4横指处，胫骨内侧面后缘，按压有酸胀感。

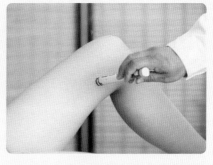

血海穴：屈膝，以左手掌心按于右膝髌骨上缘处，第二至第五指向上伸直，拇指约呈45°斜置，拇指尖下即是此穴。

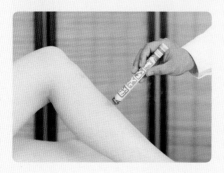

丰隆穴：坐位屈膝，膝盖背面横纹中点与外踝高骨（外踝尖）连线的中点，距胫骨外侧缘2横指（中指）处。

# 操作

可用普通艾条或雷火针灸进行治疗，操作5~10分钟，以患者汗出为佳。每日1次，5~7天为1个疗程。或艾炷隔姜灸，每次取3~5穴，每次3~5壮，隔日1次。具体操作时，注意选择合适的施灸体位。

# 注意事项

（1）塑造腿部曲线美，是一个较漫长的过程，因此不仅需要科学的方法，更需要有一定的耐心。

（2）能使腿部得到锻炼的最有效的健身运动是行走、骑自行车、滑雪、爬楼梯等。

（3）饮食上要做到低脂肪和高纤维相结合。多吃些蔬菜和水果，少吃富含脂肪的食物，如快餐等。

（4）可适当做一些瑜伽或普拉提的拉伸动作，但注意练习前要充分热身，防止肌肉拉伤。